健翔理筋推拿临证精要

主 编 龙翔宇

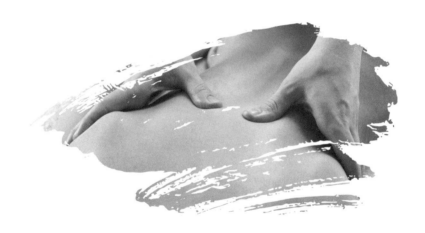

中国中医药出版社
·北 京·

图书在版编目（CIP）数据

健翔理筋推拿临证精要 / 龙翔宇主编 . —北京：中国
中医药出版社，2020.7
ISBN 978-7-5132-5889-0

Ⅰ . ①健… Ⅱ . ①龙… Ⅲ . ①推拿—中医临床—经
验—中国—现代 Ⅳ . ① R244.1

中国版本图书馆 CIP 数据核字（2019）第 250759 号

中国中医药出版社出版

北京经济技术开发区科创十三街 31 号院二区 8 号楼
邮政编码 100176
传真 010-64405750
山东临沂新华印刷物流集团有限责任公司印刷
各地新华书店经销

开本 710×1000 1/16 印张 12.25 字数 173 千字
2020 年 7 月第 1 版 2020 年 7 月第 1 次印刷
书号 ISBN 978-7-5132-5889-0

定价 86.00 元
网址 www.cptcm.com

社 长 热 线 010-64405720
购 书 热 线 010-89535836
维 权 打 假 010-64405753

微信服务号 zgzyycbs
微商城网址 https://kdt.im/LIdUGr
官 方 微 博 http://e.weibo.com/cptcm
天猫旗舰店网址 https://zgzyycbs.tmall.com

如有印装质量问题请与本社出版部联系（010-64405510）

《健翔理筋推拿临证精要》
编 委 会

总主编 龙翔宇

副主编 王 刚 胥四维 耿文东

编 委 （以姓氏笔画为序）

冯 亮 苏 嘉 李明潭 陈建福 范 萍

罗 瑜 胡洪平 淦作伟 熊建尉

韦 序

　　中医学灿烂辉煌，推拿治疗源远流长，流派众多，各流派之间学术争鸣，互相渗透，不断融合，促进了推拿的传播和发展，惠及大众苍生。然观近年中医发展，推拿学科受社会上良莠不齐的保健推拿所影响，有的推拿失去中医特色，有的推拿技术变成商品交换，不注意技术水平的提高。余机缘巧合相识佛山健翔医院龙翔宇教授，其作为院长能立足临床，不弃推拿，兼收并蓄，在传统手法的基础上对理筋推拿进行了深入的探索，提出理筋推拿的新观点。这是推拿学科之幸事，是吾辈之幸事，欣然为之序！

　　龙翔宇教授放弃大型公立三甲医院科主任职位，为了方便病患的梦想，为了让患者接受最恰当治疗的梦想，为了心中济世救人的梦想，成立了佛山健翔医院。医院从业，立足推拿，一点一按不忘初心，一推一拿凝聚匠心，历时十余载，以推拿学科为中心，寻找推拿相关的优势病种，延伸和丰富相关的治疗手段，提升临床疗效，满足患者需要。医院得到飞跃发展，正是其坚守"厚德、诚信、精业、创新"院训的结果。

　　清·喻昌《医门法律·自序》有云："医之为道大矣，医之为任重矣。"盖医者非高德不可为之。龙翔宇教授就是德字为先，做人如此，临床如此，办医院亦如此。正是在这种"厚德、诚信"精神的影响下，健翔医院不靠广告靠疗效，不靠奖杯靠口碑，用真诚、技术、热情赢得了市场，也赢得了民心。如今医院风清气正，医患关系和谐。"和健翔的医护人员交流，就像和自己的朋友交流一样。"患者如是说。这正体现了唐·孙思邈《大医精诚》中提出的"凡大医治病，必当安神定志，

1

无欲无求，先发大慈恻隐之心，誓愿普救含灵之苦"之精髓。

"所谓大医精诚者，仁心仁术也"，为医者不但应有高尚的情操，也应有过硬的技术。龙翔宇教授对医疗技术的追求和探索，可谓孜孜不倦。从最初就读于广州中医药大学针灸专业，深深地被老师的㨰法所吸引，渐渐地喜欢上推拿，到就业于全国闻名的佛山中医院，乃至后来开办医院，创立集团。他对推拿技术可谓精益求精，围绕"均匀、柔和、持久、有力、最终达至深透"的终极目标不断探索。他在教学和临床中总结出了"中轴关节用力，多关节协同用力"的理筋推拿核心要领。

为了更好地传承推拿，龙翔宇教授汇聚 30 年临床经验，编写成《健翔理筋推拿临证精要》一书。该书详细介绍了理筋手法的内涵、技术要领、操作步骤，临床应用部分既兼顾解剖部位理筋推拿运用的共性，又突出不同病症的治疗特点。全书理论有深度，操作有法度，应用有广度，对中医推拿临床和教学有很强的指导意义。更难能可贵的是，龙翔宇教授对 30 年的经验总结毫不保留，为了更好地传播推拿手法，他请专业的拍摄团队将手法的操作步骤、关键细节、注意事项等做成了教学视频，并以二维码的形式附于书中，读者扫码后手法应用一目了然。相信《健翔理筋推拿临证精要》的出版，会惠及更多的医生，同时也造福更多的患者。

所谓"良医处世，不矜名，不计利，此其立德也；挽回造化，立起沉疴，此其立功也"。后继有人，吾辈共勉之，有此"功、德"，乐为之序！

国医大师　禤国维

2019 年 7 月

前 言

本人早年就读于广州中医药大学针灸学专业，在课堂上被老师示范的𢪇法深深地吸引，渐渐地喜欢上了推拿。到临床实习时，我已被老师赏识，几乎独立操作。毕业后，我被分配至以中医骨伤闻名全国的佛山市中医院，恰遇医院刚开设推拿科住院部，遂"借调"至推拿科3个月，得到恩师陆汉辉的重用。期间虽然自己因腰椎间盘突出症住了院，但却忘记了自己是"外人"，根本没有想过离开推拿科。40张住院床位，两个管床医生，工作量可想而知。曾经有一位患者问我：你是大学毕业的吗？我答：是。再问：你这么辛苦，你父母知道吗？我说：他们知道我做推拿医生。再问：他们伤心吗？我答：不知道。原来外人认为推拿就是不需要技术的体力活！那时，我发现一种现象：凡是我第一天推拿的患者，第二天都会因为局部皮肉痛而要停止推拿一或两天。为什么？估计是手法的均匀性、柔和性不够，导致皮肤过度摩擦。同时也发现自己双手腕背伸肌腱长出腱鞘囊肿，并慢慢钙化了。为什么？是因为做𢪇法操作时压腕关节太厉害，造成肌腱的损伤。此时，中医院聘来一位推拿前辈，他向我们传授了"飞𢪇"法。我琢磨几年之后，终于明白"飞𢪇"与传统𢪇法的原则性区别："飞𢪇"的主动用力在肩；传统𢪇法的用力在前臂和手腕。操作者做手法时舒服了，力在患者的体表也没先前那么"滞"了。但同时我也发现了"飞𢪇"的缺点：着力面不够，力量也不够。原来是因为肩部用力时肘关节不配合屈伸，前臂不旋转，因而手部没有𢪇动，腕关节紧张度也不够，导致力量在传导过程中丢失。自己患腰椎间盘突出症后，很多人都断言我以后都不可能从事推拿职业了，

1

但却激发了我不服输的性格。我努力寻找既能保护腰，又能把推拿做好的方法。几经摸索实践，我终于找到了：旋拇指，踮脚后跟，抬臀、挺腰，借助身体的重量进行拇指按压；或挺躯干、一手拉床对侧相对用力，通过另一侧肩部传递至肘部做肘点按压；或挺躯干做前臂按揉。用力方法改变后，我赢得了患者的普遍好评。尤其是对腰椎间盘突出症神经根受压等病位比较深的疾病疗效迅速提高，躯干用力有了初形。

自己在创立医院后开始正式教学生，体验学生的手法过程总觉得力很大，但不深透。经过反复的分析，原来学生用力是身体的重量为主，躯干的力不够，力不持久所致。怎样才能使力持久呢？首先，身体姿势要配合：踮脚后跟、挺腰、伸颈，最终是为了躯干后伸紧张。其次，要呼吸配合，不能屏气，保持呼吸平顺，吐少纳多，气沉丹田。不屏气，吐少纳多就要求开始用力不能太猛，不要一步到位。这是中轴关节用力的基本方法。

柔和、均匀是舒适度，也是患者接受手法的要求。手法要均匀、柔和，就必须将手部的力减少、中轴关节的力增加。深透是疗效的保证，深透的基础是有力和持久，只有中轴关节用力才能保证；也就是说，中轴关节用力是均匀、柔和、有力、持久的关键。中轴关节用力之后，怎么通过上肢的肩、肘、腕、掌指关节、指间关节传递到患者体表呢？不同的手法要求和分工不一样。

通过本人10余年的教学并从中不断整理完善，本书将每个手法的用力方法和步骤进行分解，并用截图进行说明，力求使读者能真正理解并尽快掌握健翔理筋推拿的正确用力方法。事实上，通过理论的整理，我们的推拿教学已经由抽象的"悟"实现了简单"条理"的教，基本手法的教学时间已经由3个月到半年缩短至2周到1个月。2016年余应邀到朝鲜教学，学员5天即掌握，几天时间朝鲜的同行们就已将本人的教学内容整理成教材。因此我们及早出书，希望能对健翔理筋推拿的教学有所裨益。

健翔理筋推拿的精髓是中轴关节用力，多关节协同用力。传统的推拿手法往往是手部单关节用力或臂部加手部两个关节用力，也就是一个运动的力和一个静止的力的合成。而健翔理筋推拿往往是三个，甚至四个关节的力合成，是一个运动的力和两三个静止性的力的合成。静止性的力是比较持久的力，也可以理解为内力，是手法深透的基础和疗效的保证。

佛山健翔医院院长　龙翔宇

2019 年 8 月

目 录 🌥

第一章 总论

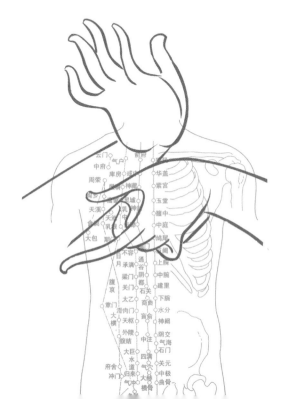

推拿手法，是指用手或肢体的其他部位，运用特定技巧和规范化动作在受术者体表进行操作，用于治疗疾病和保健强身的一项临床技能。以手法治病古称按摩，经历代沿革又叫推拿，施术时一般多以手，也可因需要用除手以外的腕、臂、肘、膝、足等部位进行操作，甚至借助一定的工具延伸手的功能进行操作，因以手操作较多，故名手法。

手法治疗疾病的疗效，在诊断、取穴及施治部位无误的情况下，关键取决于手法操作的准确性、应用熟练程度和功力的深浅。只有规范地掌握手法要领，操作娴熟，并经过长期的功法训练和临床实践，才能极尽手法的运用之妙。

一、筋骨的关系

筋骨对人体健康有着重要的作用。《素问·生气通天论》曰："谨和五味，骨正筋柔，气血以流，腠理以密，如是则骨气以精，谨道如法，长有天命。""筋"最早见于《易经》，而《说文解字》从字面上对其进行解释："肉之力也。从月从力，所以明其义也。从竹者，以竹之为物多节，所以明其形也。"此外，《灵枢·痿论》也有记载："宗筋主束骨而利关节也。"故结合历代中医文献记载及现代西医学解剖知识，筋可理解为西医学解剖中的肌肉、肌腱、筋膜、韧带等软组织结构，骨则主要为骨骼。现在很多医家都认同"筋骨并重"的理念，但康复医学认为，脊柱的稳定系统中，脊柱的支撑是被动的稳定系统，而肌肉是主动的稳定系统。从现代解剖可知，人体的活动主要是通过主动肌和拮抗肌共同来完成，肌肉对人体活动有约束、保护作用。人体筋骨的退变，首先也是肌肉的劳损退变，故在退行性骨关节病里，筋的作用显得尤为重要，甚至筋重于骨，筋柔则骨正！

二、理筋手法的内涵

筋的功能如此重要，而理筋手法能调节筋的功能。筋的功能主要是收缩，筋的痉挛、粘连会导致筋的收缩功能受阻，而筋的损伤、痿废不用则会导致筋无力收缩。理筋手法有舒筋通络、活血祛瘀生新及整骨错缝的作用，对筋的功能有双向调节作用，既能消除肌肉的肿胀、疼痛，解除肌肉的痉挛，使粘连的肌腱、韧带、瘢痕组织软化剥离，又能提高筋的力量，从而恢复其正常的生理功能。

三、理筋手法的技术要求

理筋推拿手法技术的基本要求是持久、有力、均匀、柔和，最终达到深透。

1. 持久 是指手法能够规范地持续运用一定时间，并保持动作的不变形和连贯不间断。

2. 有力 即手法具备一定的力量，且不是蛮力或暴力，而是一种具有技巧的柔和的力量，并可根据受术者的体质、病证虚实、施治部位和手法性质而变化。

3. 均匀 是指手法操作的节律、速率和压力等能够保持均匀一致，而非忽慢忽快，忽轻忽重。

4. 柔和 是指手法轻柔灵活、缓和有劲，动作达到"轻而不浮，重而不滞，刚中有柔，柔中带刚"。

5. 深透 是指手法在达到上述四项基本要求并协调统一的基础上而具备渗透力，这种渗透力可透皮入内，能根据部位的不同深达内脏及组织深层。

柔和、均匀是舒适度的关键，持久、有力是深透的前提，深透是疗效的保证。

四、从理筋手法的技术要求解读手法用力

对于理筋手法的技术要求，推拿人士对其概念均不陌生，但如何用力才能达到要求，或许很多人尚未清晰。

1. 对"持久"的要求 其实，要做到"持久"，需具备两个条件：一是手法用力分工明确，即尽量让每个参与操作的关节只承担一个用力。比如牵抖法，用前臂和腕关节的力牵引，再用腕关节抖动，容易出现腕关节劳累，难以持久；如用躯干的力牵引，再用腕关节抖动，操作起来则显得轻松自如。二是要有静止性的力，即能保持基础力恒定不变，其中基础力是指摆动之前的力。比如牵抖法，牵引力就是基础力，用前臂和腕关节牵引，上肢骨骼肌处于紧张状态，骨骼肌容易疲劳导致力不持久；而用躯干的力牵引，上肢骨骼肌处于放松状态，则力比较持久。

2. 对"有力"的要求 首先，这个力是一种技巧的力，也是人们所说的"内力"，内力的运用则主要靠躯干，如武禹襄《十三势说略》所说"其根在脚，发于腿，主宰于腰，行于手指"。此外，从物理学角度讲，力臂越长，力越大，因此躯干的力肯定比肩关节的力大，肩关节的力肯定比前臂和腕关节的力大。所以，能用躯干的力，尽量不用肩关节的力，能用肩关节的力，尽量不用前臂和腕关节的力。总之，理筋推拿应以中轴用力为主，中轴即躯干也。

3. 对"柔和"的要求 "柔和"是温和而不强烈、软和的意思，即接受推拿的人觉得舒适，力不刚强，缠绵不滞。"筋喜柔不喜刚"，刚强的力会影响疗效，甚至起不到治疗的作用，还会对人体造成损伤。正如明·张介宾在《类经》中所言："今见按摩之流不知利害，专用刚强手法，极力困人，开人关节，走人元气，莫此为甚，病者亦以谓法所当

然，即有不堪，勉强忍受，多见强者致弱，弱者不起，非唯不能去病，而适以增害。若此辈用者，不可不知为慎。"而要做到柔和，用的就是内力。

4. 对"均匀"的要求 "均匀"主要表现为三个基本一致，即操作频率、摆动幅度及力量基本一致。操作频率主要通过呼吸调节来达到，只有呼吸平顺，操作频率才能保持得好；摆动幅度则要求操作时保持一定的形态；力量要保持均匀，则需要静止性的力。因此，要做到"均匀"，就要用躯干的力，并通过呼吸调节力量。

5. 对"深透"的要求 "深透"要求用力要由浅入深，透表入里。我们在操作中发现，刚强的力主要停留于体表，只有内力才能不断深透。

以上 5 项技术要求是不可分割、环环相扣的，只有同时达到全部的技术要求，才是最上乘的推拿。因为有技巧的力才会让人觉得柔和，才会均匀，才能持久，才能深透。因为均匀，才能柔和；因为柔和，才体现出使用的是内力；因为持久，才能深透。

五、手力、身体力和脊柱力的区别

1. 手力 这里指前臂及前臂以下的发力，是初学者，尤其是男性初学者常用的力，甚至是相当一部分推拿从业者习惯用的力。用手力，从物理学上分析，因力臂较短，术者需用更大的力才能达到力的深透，故术者更费力；从解剖学上分析，肌肉需维持强力收缩，容易疲惫，力不持久。此外，重要的是，手力作用在受术者身体上，力并不能深透，而停留在表层，因此受术者容易感到皮肤有摩擦感，且有刺痛感，容易紧张、抵抗，接受操作后皮肤容易出现"反应痛"，这种"反应痛"我们认为是皮肤损伤的表现，故接受手力的受术者会出现越来越受力的现象，考虑到皮肤损伤后的修复，使筋膜逐渐增厚。

2. 身体力 是指借助身体重量下压的力，力臂较长，故作用力较手力大。这种力常结合手力出现，因术者在操作过程中用手力发现力不够深透，而增加身体力以增加下压的力，或自身容易疲惫，或手指容易疼痛，故增加身体力以减轻手的负荷。然而，身体力深透的效果也不好，容易造成受术者呼吸不畅，甚至憋气，严重者会出现头晕。

3. 脊柱力 是通过躯干的拔伸而来的力，标志是含胸、拔背、挺腰、收腹、提臀，当使用脊柱力时，会同时出现以上的表现。脊柱力在部分术者中也会出现，可能因为在临床应用中，经过了手力、身体力的使用后，效果并不理想，而开始进行躯干的拔伸，从而演变为脊柱力。使用脊柱力，力才能很好地深透，由浅到深，透表入里，甚至有从腰至腹的效果，也是人们常说的"阴力""内力"。而脊柱力的使用，还要求手力尽量减少，才能最大限度地发挥作用。

六、功法对理筋手法的影响

传统理筋手法对功法要求较高，教学上提倡练易筋经。易筋经对理筋手法的操作者可起到强壮体魄的作用，如运用得当也可逐渐提高内力。但个人认为，部分易筋经的招式，如卧虎扑食势、青龙探爪势，对理筋手法而言，弊大于利，因为提高了肌肉力量，尤其上肢的力量，形成了上肢的习惯性用力，不利于内力的提升，也容易疲劳，并使理筋手法的力偏刚强，疗效大打折扣，甚至对患者造成进一步损伤。

七、健翔理筋推拿的特点

（一）中轴用力为主，多关节协同用力

健翔理筋推拿手法发力的特点是：①力的来源，主要是由脊柱而来。②发力尽可能按脊柱→肩关节→肘关节→腕关节→掌指关节→指间关节的发力顺序原则，即能用脊柱的力绝不用肩关节的力，越是靠近脊

柱的力越大，如腕关节的力绝对比掌指关节要大。③力量的合成，是通过由脊柱的力、肩以下吸紧部位并下压的力、手部摆动的力等多个关节的力在调节呼吸的基础上合而为一。在整个过程中脊柱保持紧张，肩部下压的力基本恒定，手部动作的频率基本不变。

（二）手法用力分步，各关节分工明确

每个手法用力都进行了分解，每一步的用力由哪个关节主动用力亦非常明确。如拇指按压弹拨法分四步力，分别由肩关节、拇指掌指关节、脊柱及腕关节主动用力，力量合成并叠加。在教学上简单明了，从概念抽象的教学转变为条理性的简单教学。在培训及考核过程中，只需做哪步力的动作或说哪步力，对方即能明白。

八、健翔理筋推拿的操作要领

（一）调节呼吸，通过呼吸控制力量

整个推拿过程中需要术者集中精神，注意呼吸的调节，注意气机的升降，气由丹田而来，并收于丹田，使手法由发力、施力到收力都在术者完全控制之下。即施术的支点紧贴皮肤后，首先做深呼吸，随后上肢不断用力吸紧体表，将气体缓缓呼出，当力到达一定程度后不再呼气并保留一部分于肺，沉至丹田，在此基础上平顺呼吸，纳多吐少，吐纳自如，以确保吸在体表的力恒定，然后完成手部动作。

（二）中轴关节用力为主，多关节协同用力

根据不同手法的操作特点，保持应有的推拿姿势，以中轴关节用力为主，多关节协同用力。推拿姿势要求双下肢根据左右手不同，分别左右下肢弓步或马步，踮足、屈髋以保持人体上半身往前倾。

脊柱用力的基本姿势要领：含胸拔背抬头，挺腰收腹提臀，沉肩松肘持腕。

所谓"含胸"，并不是病态、错误的含胸，而是指肋骨内收；"拔背"是脊柱和背部发力；"抬头"是指头顶和尾椎在一直线，使力量得以延伸；"挺腰"指腰部肌群用力；"收腹"是指腹部内收，辅助稳定腰背；"提臀"即收紧骨盆底肌。通过这一系列动作，使中轴的核心肌群稳定。"沉肩"即保持肩部稳定，"松肘"即肘关节放松，"持腕"指腕关节保持一定的紧张度。最终使由脊柱而来的力能顺利通过肩关节、肘关节、腕关节传导下去。

（三）运动的力结合静止的力

静止的力指肩关节以下吸紧部位的力保持不变。运动的力结合静止的力，一是力的增减主要是通过调节呼吸和改变脊柱来达到，而肩关节以下吸紧部位的力保持不变；二是在保持脊柱的力或吸紧的力基础上完成手法操作。如健翔掌根揉法，在肩关节吸紧、腕关节背伸及脊柱用力三步力深透的基础上，用肘关节带动前臂旋转，从而使旋转更顺畅、更圆。静止的力更持久，在静止深透的力基础上增加运动的力更均匀。

九、健翔理筋推拿的操作原则

（一）点面结合，轻重交替

进行推拿治疗时，常规按照面－点－面、浅－深－浅或浅－深－浅－运动关节－浅的原则。

先用轻柔的面的手法广泛进行肌肉放松，轻柔的点的手法进行面的操作，如擦法、揉法、拇指推等。其目的，一是使受术者感觉舒适，身心放松，从而肌肉相对放松；二是了解受术者的肌肉紧张度，或软组织的病变状态，以决定接下来的手法选择及操作。

然后由浅入深，逐渐过渡到使用相对重的点的手法，如按压弹拨法、掌根推法等，以对深层软组织进行有效的分筋理肌。忌突然发力或暴力，容易引起受术者紧张不适，肌肉反弹力增强，操作相对困难，并容易造成受术者软组织损伤。

此外，连续的重手法操作术者容易疲惫，且因刺激量较大，也容易导致受术者紧张不适，而连续的轻柔手法因深透性欠缺或影响疗效，故宜轻重手法交替使用。尤其是重手法操作后，宜揉法等轻柔手法放松，既让受术者感觉舒适，也能获得更好的疗效。如需活动关节，则应在手法操作后再进行拍法、拿揉法等手法进行放松舒缓。

（二）浅压痛宜轻，深压痛宜重

疾病的急性期或浅层组织的劳损，常表现为局部疼痛，压痛亦明显，操作宜选用轻柔手法，重手法尽量不用，以免造成进一步损伤。浅层组织的慢性劳损或深部结构病变（小关节、椎体、椎间盘等），体表处常有深压痛，操作上宜根据先轻后重再轻的操作原则，但主要偏向于重手法，以达到分筋理肌的作用。

（三）合理选择手法，注意变换频率

应根据不同的操作部位，选择适当的操作手法。主要分为两方面：一是根据施术部位的范围大小。施术范围较小，可选择拇指推法、拇指腹推按法、拇指按揉法、拇指按压弹拨法等接触面小的轻重手法交替使用，如颈项部、腕部；而施术范围大的如腰背部，可选择的手法则很多。二是根据肌肉的受力程度。如上肢、小腿后侧相对不受力，宜使用拿揉法、擦法等轻柔的手法，或在使用按压弹拨法、推法等重手法时，减少甚至不用脊柱的力，尤其上半身下压的力。

十、健翔理筋推拿的优点

（一）自我保护能力好

推拿时调气可增加术者的肺活量，增强体质。通过调节呼吸，中轴关节用力为主，多关节协同用力，减轻了术者手臂的用力程度，术者更省力，也避免术者因手臂用力，尤其是指间关节、掌指关节过度用力而对关节造成永久性的损伤。此外，脊柱用力可加强腰背部肌群力量，操作过程中拔背、挺腰、抬头，也避免了常低头、侧身、弓背等不良的操作姿势对术者的损伤。

（二）保护受术者能力强

"筋喜柔不喜刚"。健翔理筋推拿手法减轻了术者手臂的用力，从而使腕关节更柔软而力更柔和，避免暴力对患者皮肤及软组织的伤害。

（三）疗效更佳

健翔理筋推拿手法的发力特点使力更加均匀、柔和、有力、持久、深透，且操作过程中术者集中精神，调节呼吸，可更好地感觉受术者的气息及病灶所在，"意到气到""意气相随"，故疗效更好。

（四）可不需刻意练习功法

"推拿不练功，到老一场空"。因为推拿耗气耗力，如不练功调理身体，没有健康的体魄，身体容易提前衰老。故推拿操作者常常会练习易筋经，以强身健体，并增加力量。但对健翔理筋推拿手法而言，术者练习的过程和操作的过程同时也是练功的过程。因其要求首先要调节呼吸，可加强对自身气息的调节及对受术者气息的感知，这也是瑜伽、气功、太极等的内涵所在；其次，主要为中轴关节用力，其中以脊柱用力最为关键，通过躯干的拔伸，这种技巧的力，也就是内力，会短时间内很好地呈现出来，也会很快地提高，所以可不需刻意练习功法，通过日常锻炼身体即可。在10多年的教学中，我们也很好地得到了印证，相当部分的操作者，甚至很娇小的女孩，经过两三个月的操作培训后，也能很好地达到理筋手法的技术要求。

（龙翔宇　淦作伟）

第二章

部位推拿临证概述

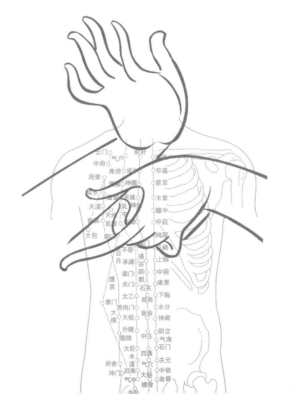

一、颈部疾病临证推拿

颈椎位于头以下、胸椎以上，主要负荷头部重量，在前有食道、气道及丰富的神经和血管，后侧肌群丰厚。颈椎又是脊柱椎骨中体积最小，但灵活性最大、活动频率最高的节段，常因劳损或退变出现各种临床症状，可涉及多科疾病。

（一）推拿科常见疾病

1.椎外软组织疾病 落枕、颈型颈椎病、前斜角综合征。

2.椎内非骨性结构疾病 神经根型颈椎病、椎动脉型颈椎病、脊髓型颈椎病。

3.骨性疾病 颈椎退行性、颈椎滑脱。

（二）应用解剖

1.椎外软组织解剖

（1）颈前肌群 颈阔肌、胸锁乳突肌。

（2）颈后肌群 第1层，最深层颈回旋肌；第2层，包括颈半棘肌、头最长肌、斜角肌、肩胛提肌；第3层，头半棘肌；第4层，头夹肌和颈夹肌；第5层，斜方肌。

（3）韧带 前纵韧带、后纵韧带、项韧带。

2.骨性解剖

颈椎共有7块。第1、第2和第7颈椎因形状有所差异，称为特殊颈椎；其余4块颈椎形态基本相似，称为普通颈椎。

（1）椎体　自第 2 颈椎至第 6 颈椎椎体逐渐增大，椎体的横径约为矢状径的 1.5 倍，上面略小于下面，后缘略高于前缘。

（2）横突　颈椎的横突部有横突孔，其中有颈动脉、静脉和交感神经通过。

（3）椎管　根据测量，颈 4、5 椎管最小，颈 2 椎管最大。颈 4 椎管前后径是 1.19cm，颈 2 椎管前后径为 1.4cm，颈 5 椎管前后径是 1.18cm。颈完全屈曲时，椎管的前缘可被拉长 1.5cm。其内的脊髓也被牵长变细且紧张；后伸时椎管变短，脊髓松弛而变粗 2 ～ 3cm，易于受到压。

（4）椎间孔　椎间孔前后径小，钩椎关节增生时易刺激神经根；椎间隙变窄时，椎间孔上下径亦变小。

（5）寰椎　该颈椎由前后两弓及两个侧块相互连成环状，上与枕骨髁相关节，下与枢椎构成关节。

（6）枢椎　枢椎的齿突，是限制寰椎水平移位的枢轴。枢椎上关节面呈凸形，而下关节面是典型的颈椎关节突关节面，参与颈椎关节柱的组成。

3.椎内非骨性解剖

（1）脊髓　位于椎管内，外包三层膜，自外向内依次为硬膜、蛛网膜和软膜，借齿状韧带和神经根固定于椎管内。脊髓内出现病变时，首先出现上肢症状，然后出现下肢神经功能障碍；脊髓外病变时，下肢先出现神经功能障碍症状，后上肢才被累及。

（2）椎间盘　由纤维环、髓核、软骨板构成。颈椎间盘高度的总和占颈椎高度的 20% ～ 25%。颈椎间盘前部的高度较后部大，使颈椎具有正常前突弧度。

（3）韧带　包括前纵韧带、后纵韧带、黄韧带、棘间棘上韧带、横突间韧带，共同维持脊柱稳定性。后纵韧带、棘间棘上韧带及黄韧带维持屈曲时稳定，前纵韧带维持后伸稳定，横突间韧带及黄韧带维持侧弯活动时稳定，黄韧带维持旋转时稳定性。

（4）神经 颈 1～4 神经的前支组成颈丛，支配颈部肌肉、膈肌，以及颈、枕、面部感觉，其后支形成颈后丛。颈 5～胸 1 脊神经前支组成臂丛，其分支支配肩胛、肩、胸肌、上肢肌肉及皮肤。在椎管内的排列是前根在前，后根在后；在椎间孔中部却呈上下排列，后根在上方，前根在下方。在椎间孔中部时则压迫后根，前根可不受累，只有感觉障碍而无运动障碍。

（5）椎动脉 椎动脉为两侧锁骨下动脉的分支，一般由颈 6 横突孔进入，在寰枕关节入颅腔，在颅内合成椎基底动脉至小脑及内耳。

（6）交感神经 颈段脊髓无交感神经元，颈部交感神经来自胸段脊髓上部，其末梢神经纤维分布头、颈部及上肢，也分布到胸、腹部内脏。

（三）颈椎疾病症状诊断流程

1. 颈痛 是指临床上仅以颈部疼痛为临床症状，无神经病理性疼痛和血管刺激征等症状。

辨症分病流程：

（1）首先明确是否具有外伤史。外伤患者首先考虑急性颈肌扭伤、颈椎韧带伤、颈椎滑脱及颈椎骨折。外伤不适用推拿治疗，临床根据患者具体痛点及影像明确。注意：外伤患者数字化 X 射线（DR）及磁共振成像（MRI）均需检查，以排除隐匿性骨折或脊髓损伤等。

（2）无外伤史，突发急性疼痛（24 小时内），多在睡醒后发病，疼痛痛点明确，颈椎伴明显活动障碍，查体可见肌肉痉挛，影像多可见颈椎曲度改变，可诊断为落枕。

（3）慢性颈痛，痛点广泛，伴颈部酸胀及沉重不适感，部分患者可有头颈、肩背部疼痛，活动时颈部出现响声，少数患者可出现短暂的反射性上肢和手部疼痛、胀麻，影像可见颈椎退行改变，但无骨质异常，排除肿瘤、结核、颈椎滑脱等情况，同时排除神经衰弱等精神因素，可诊断为颈型颈椎病。

（4）除了颈痛，伴见上肢非根性神经症状，常见于前斜角肌综合征（颈肋综合征），多为单侧发生，患肢有放射状疼痛和麻木触电感，以第8颈神经和第1胸神经支配的前臂尺侧和小指、无名指最为明显，高举患肢减轻下牵的力量时，症状缓解，手肌握力减弱，晚期小鱼际肌明显萎缩。由于锁骨下动脉受压以及痉挛引起患肢血供不足，皮肤冰冷、苍白。查体可见前斜角肌所在部位明显压痛，可触及痉挛的肌腹。爱狄森试验阳性、臂丛神经牵拉试验阳性，向对侧转动或深吸气可使桡动脉搏动减弱。

（5）需与神经根型颈椎病、胸小肌综合征鉴别。

①与神经根型颈椎病鉴别：其疼痛性质属根性神经痛，为闪电样放射，并与神经根分布一致，压痛点多在患侧颈关节突，X线示颈椎骨质增生，椎体关节错位，阿迪森试验阴性。

②与胸小肌综合征鉴别：令患者做胸肌收缩，或上肢过度外展，做患肢抗阻力内收检查，可出现症状，脉搏减弱或消失。改变肩臂位置后，症状减轻，压痛点在喙突部位。

2. 根性放射痛 是可明确定位神经损伤阶段的上肢放射痛，即是指临床患者的感觉、运动及反射均指向同一神经节段。

此类症状在排除其他因素（如外伤、感染、占位性病变）下，基本指向神经根型颈椎病。神经根型颈椎病除常见的颈肩部疼痛，尚具有典型的根性症状（麻木、疼痛），查体在颈椎棘突旁的相应节段可引出上肢放射痛，臂丛牵拉试验阳性，椎间孔挤压试验阳性，叩顶试验阳性，上肢相应的神经根节段反射、肌力、感觉异常。影像学所见神经受压与临床表现相符合，对于痛点封闭无显效，同时应除外颈椎外病变。具体神经定位诊断见表2-1。

表2-1　神经根型颈椎病的定位诊断

神经根	定位要点
颈3神经根	由于颈3神经根后根神经节靠近硬膜囊，易受增生肥大的颈3钩突和上关节突压迫，而颈2～3椎间盘突出则不易对神经根形成压迫。疼痛剧烈、表浅，由颈部向耳郭、眼及颞部放射，患侧头部、耳及下颌可有烧灼、麻木感。体检有时可发现颈后、耳周及下颌部感觉障碍。无明显肌力减退
颈4神经根	常见，以疼痛症状为主，疼痛由颈后向肩胛区及胸前区放射，颈椎后伸可使疼痛加剧。体检时可见上提肩胛力量减弱
颈5神经根	感觉障碍区位于肩部及上臂外侧，相当于肩章所在部位。主诉多为肩部疼痛、麻木、上肢上举困难，难以完成穿衣、吃饭、梳头等动作。体检时可发现三角肌肌力减退，其他肌肉如冈下肌、冈上肌及部分屈肘肌也可受累，但体检时难以发现。肱二头肌反射也可减弱
颈6神经根	仅次于颈7神经根受累。疼痛由颈部沿肱二头肌放射至前臂外侧、手背侧（拇指与食指之间）及指尖。早期即可出现肱二头肌肌力减退及肱二头肌反射减弱，其他肌肉如冈上肌、冈下肌、前锯肌、旋后肌、拇伸肌及桡侧腕伸肌等也可受累。感觉障碍区位于前臂外侧及手背"虎口区"
颈7神经根	最为常见。患者主诉疼痛由颈部沿肩后、肱三头肌放射至前臂后外侧及中指，肱三头肌肌力在早期即可减弱，但常不被注意，偶尔在用力伸肘时方可察觉。有时胸大肌受累并发生萎缩，其他可能受累的肌肉有旋前肌、腕伸肌、指伸肌及背阔肌等。感觉障碍区位于中指末节
颈8神经根	感觉障碍主要发生于环指及小指尺侧，患者主诉该区麻木感，但很少超过腕部以下部位。疼痛症状常不明显，体检时可发现手内在肌肌力减退

3.眩晕　是指因机体对空间定位障碍而产生的一种动性或位置性错觉。临床直接病因与眼、耳、脑相关，临床发作时具有明显的转动感。

临床上眩晕与颈部体位活动相关，患者因为颈部的伸展或旋转而改变体位诱发眩晕症状。眩晕持续时间较短，数秒至数分钟；可伴有步态不稳或斜向一方。眩晕多考虑椎动脉型颈椎病。其病因是颈椎退变刺激椎动脉，导致椎基底动脉供血不足，脑中枢位置定位错误而产生眩晕觉。

典型表现：发作性的头痛，以头枕部、头顶部痛为主，也可放射到头颞部，大多表现为发作性胀痛，伴有旋转性、浮动性或摇晃性头晕。可出现突发性弱视或者失明、眼花、复视、眼球震颤、视物不清、视野缺失、瞳孔缩小、眼睑下垂、眼球下陷等症状，但在短期内可恢复。可有发作性的耳聋、耳鸣、记忆力减退等，部分患者甚至还可以有不同程度发作性的神情恍惚、感觉异常及精神方面的症状等表现。查体可见旋颈诱发试验阳性，脑血流图检查（TCD）可见基底动脉血流异常，椎动脉彩超可见动脉狭窄及血流障碍。

需注意，交感性颈椎病亦可见眩晕，但同时伴手麻、心动过速、心前区疼痛、肢体发冷、异常汗出、头颈面部发麻疼痛等一系列交感神经症状，X 线片有失稳或退变，椎动脉造影阴性。

4. 慢性进行性四肢瘫痪　是指临床以颈段脊髓损伤为表现的症状。

排除其他因素（如脊髓空洞、占位性病变、暴力型骨折），具有此类症状者，可基本明确为脊髓型颈椎病。

常见表现：

（1）手部精细动作无法完成，四肢肌张力增加，肌力减弱，腱反射亢进，浅反射减弱甚至消失，病理反射阳性。患者有胸、腰部束带感，感觉改变平面与病变水平往往不相符合。有时左右两侧感觉障碍的平面与程度不相符合。有的感觉障碍平面呈多节段性分布，严重的患者可有括约肌功能障碍。不一定具有肩、颈痛的表现。脊髓受到压迫后，下肢症状出现早，上肢症状出现晚。

（2）下肢症状主要表现为缓慢进行性的双下肢麻木、发冷、疼痛、僵硬发抖、步态不稳、步态笨拙及无力等。经常打软腿，容易绊倒，有的患者有行走踩棉花感，头重脚轻，步履蹒跚；严重者下肢痉挛，行路困难，甚至卧床不起，生活不能自理。

（3）上肢症状多为双侧上肢的感觉运动障碍，如麻木、酸胀、烧灼感、疼痛发抖、无力及活动不灵活等，甚至不能完成用手执笔、握筷子、端碗、系扣子等双手的精细动作。上肢疼痛及麻木可发生在一个或多个手指，手的桡侧（拇指侧）或尺侧（小指侧）的几个手指，也有在肩部、上臂和前臂者，也可有沿神经走行方向放射的。

（龙翔宇 王 刚）

二、肩部疾病临证推拿

肩关节为全身最灵活的球窝关节，可做屈、伸、收、展、旋转及环转运动；加之关节头与关节窝的面积差度大，关节囊薄而松弛等结构特征，因而具有灵活性运动的功能。肩关节周围有大量肌肉通过，这些肌肉对维护肩关节的稳固性有重要意义；但关节的前下方肌肉较少，关节囊又最松弛，所以关节稳固性最差，是其薄弱点。

（一）推拿科常见疾病

1. 肩部软组织疾病 肱二头肌肌腱炎、肩袖损伤、韧带拉伤。
2. 关节骨性结构疾病 肩关节脱位、肩关节半脱位、骨折。
3. 关节非骨性疾病 肩周炎、肩峰下滑囊炎。

（二）应用解剖

1.软组织解剖

（1）肌肉 肩肌配布于肩关节周围，均起自上肢带骨，跨越肩关节，止于肱骨的上端，有稳定和运动肩关节的作用。包括：三角肌、冈上肌、冈下肌、小圆肌、大圆肌、肩胛下肌、肱二头肌、喙肱肌、肱肌、肱三头肌、斜方肌等，其中冈上肌、冈下肌、小圆肌、肩胛下肌组成肩袖（表2-2）。

表2-2 参与肩关节运动的肩肌

活动方向	参与肌肉
屈	喙肱肌、三角肌前部纤维、胸大肌锁骨部和肱二头肌短头。前屈的运动范围约70°
伸	背阔肌、三角肌后部纤维和肱三头肌长头。后伸时，由于受到关节囊前臂及肱骨头与喙突相接触的限制，故运动范围小于屈的范围，约为60°
内收	胸大肌、背阔肌和肩胛下肌。内收时，由于肱骨头滑向关节窝的上方而受到躯干的阻碍，其运动范围很小，约为20°
外展	三角肌（中部纤维）和冈上肌，当肩关节旋外时，肱二头肌长头也参与外展。肩关节外展时肱骨头滑向关节窝的下方，所以运动范围较大，约90°
旋内	背阔肌、胸大肌、肩胛下肌和三角肌前部纤维。旋内时，肱骨头在关节盂内向后滑动，肱骨大结节和肱骨体向前方转动
旋外	冈下肌和小圆肌。旋外时，肱骨头在关节盂内向前滑动，肱骨大结节和肱骨体向后方转动。当上肢垂直时，旋转运动的范围最大，可达120°

（2）**韧带** 包括肩胛上横韧带、喙锁韧带、喙肩韧带、喙肱韧带、盂肱韧带。

2. 骨性解剖 肩关节由肩胛骨的关节盂和肱骨头构成，属球窝关节。肱骨头大，关节盂浅而小，周缘有纤维软骨构成的盂唇附着，以加深关节窝。肩关节囊薄而松弛，其肩胛骨端附于关节盂周缘，肱骨端附于肱骨解剖颈，在内侧可达肱骨外科颈。

肩部包含6个关节，即肩肱关节、盂肱关节、肩锁关节、胸锁关节、喙锁关节、肩胛胸壁间关节。

（三）肩关节疾病症状诊断流程

1. 肩痛 以肩关节疼痛为主要症状，不伴有被动关节活动障碍。

辨症分病流程：

肩关节疼痛不伴有功能活动障碍，可排除骨折的可能；但仍应先明确是否具有外伤史，外伤所致关节非骨性损失与慢性劳损所致损失的预后具有明显差异性。有外伤史所致肩关节疼痛不伴有活动障碍，为软组织挫伤或韧带损失，具体可根据解剖定位及影像结果明确；无外伤史所致关节疼痛，多为慢性劳损，根据疼痛部位可做出诊断（表2-3）。

表2-3 肩痛的部位诊断与常用检查

疼痛部位	疾病	特殊检查
肩峰外下方压痛点	肩峰下滑囊炎	
肩峰顶部	冈上肌腱炎	外展撞击征
喙突压痛点	肱二头肌的短头（外）炎、喙肱肌损失、胸小肌（内）损失	
肱骨结节间沟压痛	肱二头肌长头肌腱炎、腱鞘炎	肱二头肌抗阻力试验
三角肌止点压痛	三角肌下滑囊炎	
肱骨大结节	肩袖损伤、冈上肌腱断裂	倒罐头试验/疼痛弧试验（冈上肌）、落臂征（冈下肌、小圆肌）
肱骨小结节	肩袖损伤（肩胛下肌）	lift-off试验（抬离试验）
肩部广泛压痛	肩周炎	疼痛期肩周炎

2.活动障碍 以关节被动活动功能障碍为主，可伴有一定程度的疼痛。

辩症分病流程：

（1）具有外伤史，伴被动活动功能障碍，常见于骨折、关节脱位、关节半脱位。此类疾病不具有推拿价值，可依据影像结果鉴别。

（2）不具有外伤史，同时有明显被动活动功能障碍，常见疾病即是肩周炎。肩周炎是肩关节囊及其周围韧带、肌腱和滑囊的慢性特异性炎症，主要表现：以肩部渐进性关节疼痛为主要症状，夜间加重，肩关节活动功能受限且日益加重，达到某种程度后逐渐缓解，直至最后完全复原。本病的好发年龄在50岁左右，女性发病率略高于男性，多见于体力劳动者。如得不到有效的治疗，有可能严重影响肩关节的功能活动。肩关节可有广泛压痛，并向颈部及肘部放射，还可出现不同程度的三角肌萎缩。

（王　刚　淦作伟）

三、肘关节疾病临证推拿

肘关节为上肢的力量传导关节，主要进行屈伸、内外旋转活动，常因反复过度活动而产生劳损症状，或因特异性免疫反应出现关节损伤。

（一）推拿科常见疾病

1.肘关节软组织疾病 旋前肌综合征。

2.肘关节骨性疾病 肱骨外上髁炎、肱骨内上髁炎、肘关节炎。

3.肘关节内非骨性结构疾病 肘关节扭挫损、鹰嘴滑囊炎、类风湿关节炎、痛风性关节炎。

（二）应用解剖

1.肘关节软组织解剖

（1）臂肌　肱二头肌、肱三头肌、肱肌。

（2）前臂肌群　见表2-4。

表2-4　肘关节前臂肌群

位置		名称	起点	止点
前臂肌前群	浅层	肱桡肌	肱骨外上髁上方	桡骨茎突
		旋前圆肌	肱骨内上髁和前臂肌深筋膜	桡骨中部外侧面
		桡侧腕屈肌		第二掌骨底掌侧
		掌长肌		掌腱膜
		尺侧腕屈肌		豌豆骨
		指浅屈肌	肱骨内上髁和尺、桡骨前面	第2~5指中节指骨体两侧
	深层	指深屈肌	尺、桡骨上端和前臂骨间膜的掌面	第2~5指远节指骨底掌侧
		拇长屈肌		拇指远节指骨底掌侧
		旋前方肌	尺骨远侧段	桡骨远侧段

（续表）

位置	名称		起点	止点
前臂肌后群	浅层	桡侧腕长伸肌	肱骨外上髁	第2掌骨底背侧
		桡侧腕短伸肌		第3掌骨底背侧
		指伸肌		第2~5指的指背腱膜
		小指伸肌		小指的指背腱膜
		尺侧腕伸肌		第5掌骨底背侧
	深层	旋后肌	肱骨外上髁和尺骨外侧缘上部	桡骨前面上部

（3）韧带

①桡侧副韧带：位于关节囊的桡侧，由肱骨外上髁向下扩展，止于桡骨环状韧带。

②尺侧副韧带：位于关节囊的尺侧，由肱骨内上髁向下呈扇形扩展，止于尺骨滑车切迹内侧缘。

③桡骨环状韧带：位于桡骨环状关节面的周围，两端附着于尺骨桡切迹的前、后缘，与尺骨切迹共同构成一个上口大、下口小的骨纤维环，容纳桡骨头，防止桡骨头脱出。

2.肘关节骨性解剖

（1）肱骨　肱骨内上髁、肱骨外上髁、肱骨内侧髁、肱骨外侧髁、滑车、肱骨小头。

（2）桡骨　桡骨小头。

（3）尺骨　尺骨鹰嘴。

以上三块骨头形成肱尺关节、肱桡关节、桡尺近侧关节。

3.肘关节非骨性解剖

（1）关节囊　肘关节囊前、后壁薄而松弛，两侧壁厚而紧张，并有韧带加强。囊的后壁最薄弱，常见桡、尺两骨向后脱位，移向肱骨的后上方。

（2）神经

①正中神经：在腋部由臂丛外侧束与内侧束共同形成，在臂部沿肱二头肌内行走，降至肘窝后，穿旋前圆肌二头之间行于前臂正中指浅、深屈肌之间达腕管，穿掌腱膜深面至手掌，分成数支指掌侧总神经。正中神经在通过旋前圆肌两头之间时，发出运动支支配旋前圆肌、桡侧腕屈肌、掌长肌、指浅屈肌等肌肉。

②肌皮神经：起自臂丛外侧束，穿入喙肱肌后，下行于肱二头肌与肱肌之间，分支分布于喙肱肌、肱二头肌及肱肌，于肱二头肌腱的外缘、近肘窝部穿出，而成为前臂外侧皮神经。当肌皮神经损伤可出现前臂无力症状。

（三）肘部症状诊断流程

辨证分病流程：

1. 根据发病时间，分为急性发病和慢性发病。急性发病是指发病时间不超过2周，且临床疼痛属持续或进行性加重；慢性发病是指发病时间2周以上，且在发病期间肘关节疼痛反复发作，疼痛的程度有轻重变化。

2. 诊断前需明确外伤史。如有急性外伤史，关节见明显肿胀畸形，首先考虑关节脱位或骨折的可能，DR可明确诊断，常见于肱骨内、外髁骨折及尺骨鹰嘴骨折。如果影像学检查未发现骨折，则诊断为关节扭挫伤。如既往曾有外伤史，但排除骨折，可考虑慢性肘关节疼痛。

3. 急性肘关节疼痛，无外伤史，可考虑痛风性关节炎、风湿性关节炎、类风湿关节炎，此类疾病急性发病时实验室检查可见特异指标异常。痛风多可见尿酸升高及白细胞升高。风湿性关节炎则抗链球菌溶血素"O"及红细胞沉降率（ESR）多上升，且伴见风湿结节等其他风湿体征。类风湿关节炎则可见类风湿因子（RF）、抗环瓜氨酸肽抗体（CCP）、IgA、IgE等异常，但亦有实验室指标异常不明显。可参考类风湿关节炎诊断标准：①晨僵至少1小时（≥6周）；②3个或3个以上的关节受累（≥6周）；③手关节［腕、掌指关节（MCP）或近侧指间关节（PIP）〕受累（≥6周）；④对称性关节炎（≥6周）；⑤有类风湿皮下结节；⑥X线片改变；⑦血清类风湿因子阳性。

4.慢性肘关节疼痛，既往有外伤史，尺骨鹰嘴疼痛明显，局部或可见囊性肿胀，关节伸直受限，结合彩超检查可考虑鹰嘴滑囊炎；有外伤骨折史，肘部疼痛，关节或见畸形，结合DR或MRI，可诊断为骨化性肌炎或创伤性骨关节炎。

5.慢性肘关节疼痛，无外伤史，根据疼痛部位，常诊断为肱骨内上髁炎、肱骨外上髁炎、旋前圆肌综合征。

（1）肱骨内上髁炎 主要表现为肘关节内侧局限性疼痛、压痛，屈腕无力，尤其是在做前臂旋前并主动屈腕时疼痛加重，可沿尺侧屈腕肌向下放射。查体前臂屈肌腱牵拉试验阳性。

（2）肱骨外上髁炎 主要表现为肘关节外侧疼痛，患者感觉在肱骨外上髁处和肱桡关节附近及前臂伸肌处持续性痛、胀痛，肘关节肿胀不明显，屈伸活动无障碍，但前臂感觉乏力，握力减轻，前臂旋转动作时加剧，并可向上臂及前臂端放射。查体肱骨外上髁、髁上方、桡骨头及桡侧伸腕肌上部均可有压痛点，病史较长者在肱骨外上髁处出现肌肉轻度萎缩现象，Mills试验阳性，DR检查可见肱骨外髁处骨质密度增高的钙化斑。

（3）旋前圆肌综合征 以旋前圆肌区疼痛为主，抗阻力旋前时疼痛加剧，疼痛可向肘部、上臂放射，也可向颈部和腕部放射，手掌桡侧和桡侧3个半手指麻木，但感觉减退比较轻，病史较长者可见鱼际肌有轻度萎缩。查体旋前圆肌触痛、发硬，Tinel征阳性，旋前圆肌激发试验阳性。

需注意，出现上肢麻木症状时应与颈椎病、胸廓出口综合征的神经卡压麻木相鉴别。临床上除局部症状外，可通过臂丛牵拉试验阳性、椎间孔挤压试验、艾迪森试验等特殊检查相鉴别，一定是临床症状、体征、影像均相符时，方可诊断成立。

（龙翔宇　淦作伟）

四、腰椎疾病临证推拿

腰椎是人体重要的中轴区，向上支持体重，向下传递重力，保护脊髓和神经根，参与形成胸腔、腹腔及骨盆腔，支持和附着四肢与躯干连接的肌肉和筋膜。腰椎处于较稳固的胸廓与骨盆之间，为人体的中点，在运动中受剪性应力最大，并在脊柱形似宝塔的形状中处于基底部位，承受重力最大，故亦易受劳损。

（一）常见疾病

1. 骨性疾病　是由于腰椎退化增生、骨折及骨质病理改变所导致的临床疾病，常见疾病有腰椎骨关节炎、腰椎后关节功能紊乱、第 3 腰椎横突综合征、第 5 腰椎横突肥大综合征、腰椎骨折、强直性脊柱炎、腰椎肿瘤、腰椎结核、骨质疏松症。

2. 软组织疾病　腰肌劳损、急性腰扭伤、腰臀肌筋膜炎、棘上韧带和棘间韧带损伤、腰椎术后腰痛。

3. 神经疾病　腰椎间盘突出症、臀上皮神经卡压综合征、腰椎滑脱症、腰椎管狭窄症、带状疱疹。

（二）病因病机

1. 急性或慢性损伤　腰部或腿部肌肉、筋膜、韧带、椎间小关节的急性或慢性损伤，脊柱骨折或错位，椎间盘损伤等。

2. 退行性变　脊柱骨关节病、老年人骨质疏松症、椎间盘退行性变、椎管狭窄症等。

3. 先天性发育不良　脊柱隐性裂、椎体或附件畸形、脊柱滑脱症、髋关节畸形、股骨头先天性发育畸形、膝骨骺分离、膝软骨发育不全、膝关节屈曲畸形等。

4. 炎性变　脊柱结核、强直性脊柱炎、风湿性肌纤维组织炎（肌筋膜炎）、类风湿关节炎、骶髂关节炎、膝关节炎等。

5.功能性缺陷　姿势不良、妊娠、扁平足、下肢不等长或臀部肌力不足等。

6.内脏疾病　泌尿及生殖器官疾病、肝病等。

7.肿瘤　原发性骨肿瘤、转移性骨肿瘤、神经肿瘤等。

8.其他　过度肥胖、血液疾病、内分泌失调、精神因素、床褥的影响等。

（三）应用解剖

1.脊旁软组织解剖

（1）浅层肌肉　主要有斜方肌和背阔肌。

（2）深层肌肉　包括由浅至深的骶棘肌、横突棘肌和深层短肌。

（3）腰背筋膜　分浅、深两层包绕在骶棘肌周围。其浅层贴于骶棘肌表面，内侧附于棘突和棘上韧带，向外与背后肌腱膜紧密结合，尤其厚韧；深层位于第12肋和髂嵴之间，内侧附于腰椎横突，向外分隔骶棘肌和腰方肌，在骶棘肌外侧缘与浅层会合，再向外成为腹内斜肌和腹横肌的起始部之一。

（4）韧带　髂腰韧带。

2.脊柱骨性解剖

（1）椎体　椎体粗大，呈肾形，上下面扁平。

（2）椎弓根　是椎弓的一部分，起于椎体后上部，短而厚，与椎体方向垂直，向后方突起，其外形呈弧形，与椎体、关节突和椎板融合在一起。

（3）横突　腰椎横突是腰背筋膜前层的附着处，其特点是"一短二平三长四翘五肥大"。各横突间有横突间肌及横突间韧带，横突是腰方肌和横突棘肌的起止点，腹内斜肌和腹横肌通过腱膜也起于此，对腰背部运动和稳定起着重要的作用。

（4）棘突　呈板状，水平方向后伸，故腰椎与棘突体表位置一致。

（5）后关节（小关节）　共有 10 对。上关节突由椎弓根发出，关节面向内呈弧形；下关节突由椎体发出，面向外，故腰椎后关节呈矢状面，但从上而下又逐渐为冠状面（腰骶关节面）。小关节面有软骨覆盖，具有一小关节腔，周围有关节囊包绕，其内层为滑膜，能分泌滑液，以利于关节运动。

（6）椎管　由上至下逐渐变窄，形状由卵圆形（腰 1 ～ 2）到三角形（腰 3 ～ 4），最后成三叶形（腰 5）。

（7）侧隐窝　前面为椎体后缘，后面为上关节突前面与椎板和椎弓根连接处，外面为椎弓根的内面，内侧入口相当于上关节突前缘。侧隐窝是椎管最狭窄的部分，为神经根的通道，侧隐窝狭窄卡压神经根是腰腿痛的原因之一。

（8）椎间孔　椎间孔是节段性脊神经出椎管以及供应椎管内软组织和骨结构血运的血管及神经分支进入椎管的门户。其上下界为椎弓根，前界为椎体和椎间盘的后外侧面，后界为椎间关节的关节囊，黄韧带外侧缘亦构成部分椎间孔后界。

3.脊柱非骨性解剖

（1）腰髓　位于椎管内，外包 3 层膜，自外向内依次为硬膜、蛛网膜和软膜，借齿状韧带和神经根固定于椎管内。神经根向侧方延伸时，均覆有 3 层脊膜，呈袖套状，称为脊膜袖。腰髓有 5 个节段，在脊髓圆锥以下的腰骶神经根，在椎管内的方向几乎是垂直的，构成所谓马尾。

（2）椎间盘　由纤维环、髓核、软骨板构成。临床常因纤维环破裂，其间包裹的髓核就会穿过破损的纤维环向外突出，即发生椎间盘突出（脱出），压迫脊髓或神经根，引起相应的症状和体征。

（3）纤维环　为纤维交错之同心环，围绕在椎间盘之外围。因前部厚而髓核靠后，后纵韧带又窄又薄，故椎间盘易向后突出。

（4）髓核　呈胶状物，由类蛋白组成。含水分约有 80%，随年龄的不同及负重的不同，可有改变。正常人早晚的身长高度可相差 1 ～ 2cm，就是由于椎间盘的高度变化所致。髓核具有流体力学的特点。

（5）透明软骨板 是椎间盘的上下面，紧贴于椎体上，原为骨骺软骨，与椎体向高度增长有关。在成年后软骨板和纤维环融合在一起，将髓核密封于其中。

（6）韧带 包括前纵韧带、后纵韧带、黄韧带、棘间棘上韧带、横突间韧带，共同维持脊柱稳定性。后纵韧带、棘间棘上韧带及黄韧带维持屈曲时稳定，前纵韧带维持后伸稳定，横突间韧带及黄韧带维持侧弯活动时稳定，黄韧带维持旋转时的稳定性。

（7）神经 由窦椎神经支配椎间盘后部纤维环边缘及后纵韧带。窦椎神经是脊神经的脊膜返支和交感神经的一部分所组成，为无髓鞘神经，能传导与疼痛有关的冲动。当纤维环后部、后纵韧带受牵张时可出现疼痛。

（四）腰系疾病症状诊断流程

1. 腰痛 以腰部一侧或两侧疼痛为主要临床症状，临床辨症不伴随下肢放射痛，无活动受限或伴轻度活动受限。

辨证分病流程：

（1）根据发病时间，分为急性发病和慢性发病。急性发病是指发病时间不超过1个月，且临床腰痛属持续或进行性加重；慢性发病是指发病时间在1个月以上，且在发病期间腰痛反复发作，疼痛的程度有轻重变化。

（2）急性腰痛需明确是否具有外伤史，如有外伤，首先考虑急性腰扭伤、棘上韧带和棘间韧带损伤；慢性腰痛需明确是否具有肿瘤、结核及手术病史，如有，首先需考虑腰椎肿瘤、腰椎结核及腰椎术后腰痛的可能。

（3）急性腰痛有外伤史，疼痛位置在棘旁肌肉附着点，严重时可触及肌肉条索样改变，且DR检查排除骨折及腰椎移位的可能，则诊断为急性腰扭伤；如疼痛位置局限或仅以棘间、棘上压痛明显，DR检查排除骨质病理改变，则诊断为棘上韧带和棘间韧带损伤，具体定位则依据解剖。

（4）急性腰痛无外伤史，需进一步分清疼痛性质。

①疼痛以钝痛或绞痛为主，疼痛位置以肾区疼痛明显，查体肾区叩击痛，注射阿托品有效及B超提示肾结石，则考虑急性肾绞痛，转内科处理；如疼痛以腰骶部或下腰段症状明显，伴腹部坠胀隐痛，女性结合月经史需辨明宫外孕及慢性妇科疾病的可能，男性需辨明急性胃肠炎的可能。

②疼痛以酸痛、胀痛或麻痛为主，则需根据疼痛部位进一步分析诊断。

（5）慢性腰痛同急性腰痛，如伴随腹部症状及泌尿等其他系统症状，则需考虑内科疾病；如无，则需根据疼痛部位做进一步的分析诊断。

急、慢性腰痛无外伤，排除其他系统疾病的可能，根据疼痛部位，按解剖分为脊旁疾病和脊柱疾病。疼痛部位在横突附着点及腰部软组织，考虑第3腰椎横突综合征、第5腰椎横突肥大综合征、腰肌劳损、腰臀肌筋膜炎的可能，具体需依据伴随症状、诱发因素及查体和影像学检查而明确；疼痛部位在棘间、棘旁及腰骶部关节，则考虑腰椎骨关节炎、强直性脊柱炎、棘上韧带和棘间韧带损伤。

（6）依据疼痛部位进一步辨证。

①疼痛局限于横突附着点及腰部软组织。压痛部位在腰3横突，查体无明显活动受限或可引出臀部及大腿前侧放射痛，DR检查提示腰3横突肥大，则诊断为迁延期第三腰椎横突综合征；压痛在腰5横突或髂后上棘内侧缘，后伸活动可诱发疼痛加重，DR检查提示腰5横突肥大，则诊断为第五腰椎横突肥大综合征；疼痛部位广泛分布于脊旁软组织，劳累后或天气变化时症状加重，腰部耐力不足，则考虑为腰肌劳损，如筋膜增厚及凌晨疼痛加重，则考虑为腰肌筋膜炎。

②疼痛在棘间、棘旁及腰骶部关节，临床症状伴晨僵、关节胶化征，查体棘突旁深压痛，可伴有轻度活动受限，DR检查提示腰椎关节增生（非椎体前缘增生）、腰椎间隙变窄等，则诊断为腰椎骨性关节退

变期；疼痛在棘旁、棘间，可迁延至腰脊旁软组织，晨僵，疼痛由腰骶向上进行性加重，DR 检查提示骶髂关节炎或"竹节样"改变，HLB-27阳性，则诊断为强直性脊柱炎；临床症状无晨僵，疼痛在棘间、棘旁，DR 检查未见明显改变，则考虑为韧带慢性伤；如疼痛部位广泛，游走不定，腰部耐力明显不足，且患者属高龄或绝经后妇女，DR 检查可见骨质退化增生及疏松，骨密度测定 T 值低于 -2.5，则诊断为骨质疏松。

2. 腰腿痛　是腰痛伴下肢放射痛的症状，可伴有一定程度的活动受限，但为次要症状，不伴有间歇性跛行的病情。

辨证分病流程：

（1）此病诊断的关键在于分辨腰痛的疼痛突出部位及下肢放射痛定位。按疼痛部位分，疼痛部位如在棘旁肌肉处，多为神经出口卡压；痛点在棘旁，则多为腰椎脊柱退变导致神经受压或椎间盘突出、退化。下肢放射痛定位不清或放射痛范围不超过膝缘，则多为外周皮神经受压或骨质炎症刺激；下肢放射痛定位清楚且放射痛过膝处，则可能为主神经干受压。

（2）首先观察患者的局部皮肤，如有簇状疱疹，且痛觉较敏锐，首先考虑带状疱疹，临床上还需结合血细胞分析，且使用抗病毒药物有效，则可明确诊断。未见明显的局部皮肤异常，因临床腰椎活动度属分型分期要点，不属诊断要点，暂不详细介绍。

（3）根据具体的疼痛突出位置进一步鉴别诊断。

①痛点在腰 3 横突附着点，且可引出主诉相应的放射痛，下肢肌力感觉无明显异常，DR 检查提示腰 3 横突肥大，则诊断为第三腰椎横突综合征。

②痛点在臀上缘（髂嵴中点下方 2 ～ 3cm 处），严重者可触及条索状物，且引出臀部或大腿外侧放射痛，其范围不超过膝盖，影像学检查排除腰椎骨质病理异常或股骨头疾病，则可考虑诊断为臀上皮神经卡压。

③痛点在腰 5 棘旁，可引出下肢放射痛，其放射痛可过膝，肌力、

感觉检查与骶 1 神经相似，影像学 DR 检查可见其相应痛侧腰 5 横突肥大，严重者可有假关节形成，而 MRI 或 CT 检查无相应椎间盘突出，且其特点为长时间静息后活动时疼痛及下肢放射痛突出，此时应考虑为腰 5 横突肥大。需注意与腰 5/骶 1 椎间盘突出相鉴别，椎间盘突出痛多为活动后加重，且影像学检查可见明显的椎间盘突出，但临床不排除合并发病，需分清主次。

④其疼痛部位在棘旁，如查体时可触及棘突间阶梯样改变或明显的腰椎曲度增大，活动受限，考虑为腰椎滑脱；如其影像学检查提示椎体滑脱，且滑脱节段定位与下肢查体放射痛神经定位相符，则可诊断为神经根型腰椎滑脱症；如虽然影像学检查提示椎体滑脱，但其下肢神经痛定位不相符，则不应考虑椎体滑脱为第一诊断，需重新分析诊断。

⑤痛点在棘旁，排除椎体滑脱、椎体骨质病理改变，其压痛点神经受压节段定位与查体下肢神经损伤定位相符（具体神经损伤定位可参考《骨伤疼痛分期诊疗学》），其急性期可见直腿抬高试验及加强试验阳性，梨状肌紧张试验阴性，影像学 MRI 或 CT 检查支持椎间盘突出，可见相应神经受压或侧隐窝狭窄，则可诊断为疼痛型腰椎间盘突出症。

3. 下肢无力、感觉异常　本症是指在排除下肢关节、神经、血管及中枢神经损伤等疾病后，以下肢肌力改变及感觉异常为症状，而仍不能明确诊断需逆向考虑腰椎疾病，但无明显腰部症状的病情。

辨证分病流程：

（1）患者以下肢行走无力、感觉麻木、胀痛为主要症状，如病情属持续性，不因时间、体位活动而改变，则要考虑外周运动神经元疾病，需行肌电图进一步检查诊断。

（2）患者上述症状与腰部活动无关，仅在行走及一般劳累活动后加重，伴有明显的下肢温度改变，足背动脉搏动可触及减弱，则考虑为血管栓塞及脉管炎的可能，建议进一步做血管 B 超或造影检查。

（3）症状加重与腰部活动相关。

①如既往曾有腰部相关手术史，其症状在手术后出现，且查体可定

位相应神经损伤，与手术部位相关，则考虑为腰椎术后并发神经损伤。

②排除手术史，但有腰部相应外伤史，提示曾有腰椎骨折，CT检查示骨折愈合处与神经出口走向处重合，则考虑为腰椎骨折畸形愈合所致。

③无手术外伤史，临床见有明显的间歇性跛行，查体腰部多无明显体征，后伸试验阳性，下肢感觉异常区域定位不清，MRI检查提示腰椎管狭窄，则可考虑诊断为腰椎管狭窄。如影像学检查提示腰椎滑脱，且未见其他相应狭窄处，可考虑诊断为椎管型腰椎滑脱症。

④临床无间歇性跛行，其疼痛多在弯腰劳累后加重明显，休息可缓解，查体下肢感觉异常或疼痛区域可明确定位神经损伤，影像学检查结果提示椎间盘突出节段相符，则考虑为腰椎间盘突出症。

4. 间歇性跛行 是指患者行走一段时间或距离后，出现下肢放射痛且呈持续加重状态，需停止休息及改变运动体位后症状方可缓解，随后继续行走症状又反复出现的临床表现。

辨证分病流程：

（1）间歇性跛行分为神经源性间歇性跛行及血管性间歇性跛行，二者应予以鉴别。血管性间歇性跛行临床症见下肢酸麻、抽搐、疲倦感，以小腿为主，无感觉迟钝及异常，出力时疼痛，下肢动脉搏动降低，皮肤冷、麻、干；而神经源性间歇性跛行多因神经或脊髓节段受压，血液循环障碍导致所支配下肢区域的酸麻胀痛，但无动脉搏动降低及皮肤冷、干等改变。

（2）临床上排除血管源性间歇性跛行后，根据临床症状，神经源性间歇性跛行可考虑为腰椎间盘突出症、腰椎管狭窄症、腰椎滑脱。因间歇性跛行发病的复杂性，症状与体征、影像不完全相符的特点，临床明确诊断多参考影像学检查结果。

（3）MRI检查应先排除骨关节肿瘤、结核及脊髓占位的可能，如影像学检查提示椎间盘突出，侧隐窝狭窄，且下肢放射痛区域定位相符，则考虑为腰椎间盘突出侧隐窝型。如影像学检查提示腰椎滑脱，且见相应节段脊髓受压，则考虑为腰椎滑脱导致脊髓骨性压迫所致间歇性跛行。如影像学检查仅提示腰椎管狭窄，且腰部体征多不明显，则考虑为腰椎狭窄症。

5. 腰部活动受限　是指以腰部各方向活动度受限为突出症状的病情，可以是单一方向活动受限，也可是多方向活动受限。

辨证分病流程：

（1）患者突发起病，多为腰椎关节或骨质破坏疾病。

①伴有外伤或剧烈活动史，仅以单一方向活动受限，多是突发腰肌扭伤、第三腰椎横突综合征急性期或腰椎小关节错位。临床上根据疼痛部位，如痛点仅局限于一侧腰肌，腹压增大可使腰痛加重，查体可见明显腰肌痉挛，压痛明显，DR 检查排除骨折及肿瘤的可能，则可诊断为急性腰扭伤。如痛点在腰 3 横突处，严重者可引出臀部或下肢放射痛，向患侧转侧受限，DR 检查提示腰 3 横突肥大，则可诊断为第三腰椎横突综合征急性期；如 DR 检查不支持，则仍考虑为腰扭伤。如腰椎痛点在棘旁或棘间，痛点明确，压痛剧烈，活动受限明显，严重者可见强迫体位，需平卧或侧卧疼痛方可缓解，可伴有下肢放射痛，但范围不超过膝上缘，DR 检查未见明显的骨质异常，则可诊断为腰椎后关节功能紊乱。

②如 DR 检查提示骨折或肿瘤、结核等，则以影像学检查结果为准，且不属于推拿治疗的范围。

③患者突发活动受限，伴随腰痛及下肢放射痛，参考前面腰腿痛部分的内容。

（2）患者缓慢发病，多为骨质增生硬化。

①腰椎活动受限如为持续性，首先考虑骨质异常，其活动受限为单一方向，询问是否有陈旧外伤史或肿瘤病史。如有陈旧外伤史，DR 检查可见椎体畸形，多为骨折畸形愈合；如有肿瘤史，首先行 CT 或 MRI 检查排除骨质病理改变，如提示骨质破坏，则符合相应诊断。如活动受限为多方向，查体痛点广泛，多在棘旁，可见明显腰背僵硬，需行风

湿、HLA-B27及影像学检查。如可见骶髂关节炎或脊柱竹节样改变，HLA-B27阳性，则考虑为强直性脊柱炎，注意与腰椎增生性关节炎相鉴别，后者为严重的关节退行性变，骶髂关节多无异常，免疫抑制剂无效。如既往有风湿病史，仍有风湿因子偏高，可伴有环形红斑、关节红肿等风湿病的表现，则考虑为风湿性关节炎。

②腰椎活动受限程度与时间及活动有关，昼轻夜重，活动后改善。需鉴别的疾病为腰（背）肌筋膜炎、腰椎骨性关节炎及强直性脊柱炎。强直性脊柱炎的鉴别要点同上。腰椎骨性关节炎除活动受限外，可伴有腰痛、晨僵，晨僵时间不超过30分钟，长时间静息后可有明显的关节胶着感，活动受限程度加重，查体棘旁深压痛，DR等影像学检查提示腰椎退化增生及椎间隙改变等特点，则可诊断为急性期腰椎骨性关节炎。如活动受限，以凌晨晨起或受凉后明显，伴明显腰痛，查体其腰部疼痛范围较广，腰背筋膜增厚明显，DR检查未见明显的骨质异常，则可诊断为腰（背）肌筋膜炎急性期。

6. 马尾征 是指马尾神经受压后出现鞍区麻木疼痛及进行性神经损害表现的病情。

（1）神经损伤包括感觉障碍和括约肌功能障碍。

①感觉障碍：表现为双下肢及会阴部麻木、感觉减弱或消失。

②括约肌功能障碍：表现为排尿、排便乏力，尿潴留，大小便失禁，男性还可出现阳痿。

（2）临床出现马尾征，常见于腰4～5、腰5骶1椎间盘巨大突出，腰椎滑脱，腰椎管严重狭窄或腰骶部肿瘤，具体病情主要依据影像学检查，放射科辅助检查可清楚直观地反映椎管和椎管内硬膜囊及马尾神经受压的情况。临床出现上述症状、体征，明确诊断后，即属手术范围，不建议手法干预治疗。

（王　刚　淦作伟）

五、臀部疾病临证推拿

（一）推拿科常见疾病

1.臀部软组织疾病 骶髂筋膜脂肪疝、臀肌筋膜炎、臀肌腱炎、臀上皮神经卡压综合征、梨状肌综合征。

2.臀部骨性疾病 骶髂关节损伤、骶髂关节炎、强直性脊柱炎。

（二）应用解剖

1.软组织解剖

（1）浅筋膜 位于皮肤与深筋膜之间，筋膜发达，包含臀上经、臀下皮神经、臀内侧皮神经。

（2）深筋膜 又称臀筋膜，发出纤维隔深入臀大肌。

（3）浅层臀肌 阔筋膜张肌和臀大肌。

（4）中层臀肌 臀中肌、梨状肌、上孖肌、闭孔内肌腱、下孖肌、股方肌。

（5）深层臀肌 臀小肌和闭孔外肌。

2.骨性解剖

（1）骶骨 由5块骶椎融合而成，分骶骨底、侧部、骶骨尖、盆面和背侧面，呈倒三角形，构成盆腔的后上壁，其下端为骶骨尖，与尾骨相关节，上端宽阔的底与第5腰椎联合形成腰骶角。骶骨盆面凹陷，背侧面后凸，以增加骨盆容量。骶骨具有明显的性别差异，男性长而窄，女性短而宽，以适应女性分娩的需要。

（2）髂骨 构成髋骨的后上部，分髂骨体和髂骨翼两部分。前部宽大的为髂骨翼，后部窄小为髂骨体。髂骨翼上缘肥厚称髂嵴，髂嵴的后突起为髂后上嵴。其下方的突起分别称髂前下棘和髂后下棘。髂后下棘下方有深陷的坐骨大切迹。髂骨翼内面平滑稍凹，称髂窝，窝的下界为突出的弓状线，其后上方为耳状面，与骶骨构成骶髂关节。耳状面后上方有髂粗隆与骶骨借韧带相连接。髂骨翼的外面称为臀面，有臀肌附着。

（3）坐骨 分坐骨体和坐骨支两部分。坐骨体构成髋臼的后下部，坐骨体向后下延伸为坐骨支，其后下为粗大的坐骨结节。

（4）尾骨 略呈三角形，由 3～5 节尾椎融合而成，底向上伸的尾骨角是第 1 尾椎的上关节突，它与骶角相关节，在尾骨角外侧，每侧有一对向外平伸的尖突，它们是尾椎的横突。第 2 尾椎的横突甚小。第 3、4 尾椎退化成结节状小骨块。

（三）臀部症状诊断流程

辨证分病流程：

1. 臀部疼痛应区分是否具有外伤史。

（1）急性外伤后剧烈疼痛伴活动功能障碍，首先考虑骨折，常见于坐骨骨折、股骨头骨折、尾骨骨折，根据疼痛部位及影像可明确。疼痛不剧烈，查体未见明显肿胀及触压痛，影像排除骨折，多为软组织挫伤，因臀肌分层较多，临床无需明确到具体解剖部位，按急性软组织挫伤的治疗原则处理即可。

（2）陈旧外伤史并见臀部疼痛，疼痛部位与外伤相符，常见于陈旧尾骨骨折、骶髂关节损失。

2. 臀部疼痛无外伤，伴神经痛。

（1）除臀部疼痛，伴见腰部或下肢根性神经痛，神经损伤定位与影像学诊断相符，可考虑为腰源性疾病，参见腰部疾病诊断流程。

（2）伴见浅表牵扯痛，在臀部可找到激痛点，常见于臀上皮神经卡压综合征或臀肌筋膜炎。臀肌筋膜炎臀肌筋膜紧张，除激痛点外另有广泛压痛，可予以鉴别。

（3）伴非根性神经痛，常见于梨状肌综合征或股骨头置换术后并发症。

3.仅见臀部疼痛，无其发并发症状，除了以下鉴别点，还应详细参考 MRI 检查结果。

（1）臀内侧疼痛 常见于骶髂关节炎。大多数骶髂关节炎并不是单独的一种疾病，而是由其他疾病引起，临床诊断时除疼痛外常伴见关节活动障碍，"4"字试验阳性。

强直性脊柱炎早期亦为骶髂关节炎，其骶髂关节疼痛先是反复发作，间歇性或两侧交替性酸痛，随病情发展，或持续性深部隐渐性钝痛或者刺痛，伴有腰部酸痛，全身疲劳无力；其特点为休息、阴天或劳累后加重，活动、遇热后疼痛缓解。

（2）臀外侧疼痛 常见于臀肌挛缩症，多发生在老年长期久坐矮凳及青霉素反复肌注人群。另见于臀大肌肌腱炎。

（3）臀下侧疼痛 常见于臀深部肌群劳损及坐骨结节炎、坐骨结节滑囊炎。

（4）全臀部疼痛 臀部广泛疼痛，无突出痛点，多为臀肌深层脓肿或肿瘤、结核转移。

（龙翔宇　淦作伟）

六、髋部疾病临证推拿

髋关节是连接躯干与下肢的重要关节，也是全身负荷体重最多、受力最重的关节。髋关节由股骨头和髋臼组成，周围包裹韧带、肌肉组成髋部。

（一）推拿科常见疾病

1.髋部软组织疾病 髂胫束综合征、大转子滑囊炎。

2.髋部骨性疾病 骨折、强直性脊柱炎、股骨头坏死。

3.髋关节内非骨性结构疾病 髋关节滑膜炎、髋关节软骨损伤。

（二）应用解剖

1.髋区软组织解剖

（1）髋肌

①髂腰肌、腰大肌、髂肌：使髋关节屈和旋外。

②腰小肌：紧张髂筋膜。

③阔筋膜张肌：使阔筋膜紧张并屈髋。

④臀大肌：使髋关节伸和旋外。

⑤臀中肌、臀小肌：使髋关节外展，前部肌束能使髋关节旋内，后部肌束则使髋关节旋外。

⑥梨状肌：使髋关节外展和旋外。

⑦闭孔内肌、股方肌、闭孔外肌：使髋关节旋外。

（2）大腿肌

①前群（缝匠肌、股四头肌）：分别是屈髋、屈膝关节及伸膝功能。

②内侧群（耻骨肌、长收肌、股薄肌、短收肌、大收肌）：髋关节内收。

③后群（股二头肌、半腱肌、半膜肌）：屈膝关节，伸髋关节。

（3）韧带 髂股韧带、耻股韧带、坐股韧带、股骨头韧带、轮匝带。

2.髋区骨性解剖

（1）股骨 包括股骨头、股骨颈、大转子、小转子、转子间线、转子间嵴、臀肌粗隆。股骨头是髋关节球臼结构中的凸出部分，相当于圆球的2/3，方向朝上、内、前。有一凹陷，称股骨头凹，有圆韧带附着。股骨头的关节软骨厚薄不一，中内侧面最厚，周边部最薄。

（2）髂骨 构成髋骨的后上部，分髂骨体和髂骨翼两部分。前部宽大的为髂骨翼，后部窄小为髂骨体。髂骨体肥厚，构成髋臼的上部2/5，髂骨翼在体的上方，为宽阔的骨板，中部较薄。其上缘肥厚称髂嵴。髂嵴前端是髂前上棘，髂前上棘后方5～7cm处，髂嵴的前、中

1/3 交界处向外侧突出称髂结节，髂前上棘和髂结节都是重要的骨性标志。髂嵴的后突起为髂后上嵴。髂骨翼内面平滑稍凹，称髂窝，窝的下界为突出的弓状线，其后上方为耳状面，与骶骨构成骶髂关节。耳状面后上方有髂粗隆，与骶骨借韧带相连接。髂骨翼的外面称为臀面，有臀肌附着。

（3）坐骨、耻骨　与髂骨构成骨盆。

（4）髋臼　由髂骨、坐骨和耻骨三部分组成。中央为髋臼窝，内衬半月形软骨，其下缘由髋臼横韧带连接，使它与股骨头紧密贴合。周围有关节唇，使髋臼变深，以防脱位。髋臼朝前下外方，内下方软骨缺如，形成髋臼切迹。髋臼的上 1/3 是髋关节主要负重区，厚而坚强；髋臼后 1/3 能维持关节稳定，较厚；髋臼下 1/3（或内壁）与上、后部比较，显得较薄，此部如发生断裂，对以后髋关节功能的影响也较小。

3.血管、神经

（1）血管　股动脉，包括股深动脉、旋股内侧动脉、旋股外侧动脉、穿动脉、腹壁浅动脉、旋髂浅动脉。

（2）神经　股神经、坐骨神经、臀上神经、臀下神经、股后皮神经。

（三）髋部症状诊断流程

辨证分病流程：

髋部解剖比较清晰，临床诊断主要依据发病特点、疼痛部位及伴随症状来区分。

1. 如为其他疾病，应首先明确是否具有外伤史、肿瘤史、感染史、结核史。

（1）有急性外伤史，仅髋关节局部疼痛，无功能活动障碍，多考虑为软组织挫伤或韧带拉伤，具体可根据解剖部位定位。但如果疼痛持续进行性加重，伴肿胀，应进行彩超或择期复查 DR 以排除深部血肿或隐匿性骨折。

（2）有急性外伤史，除疼痛外伴关节功能障碍，多考虑为骨折或关节脱位，结合影像可明确。

（3）因髋关节近盆腔，且肌肉丰厚，常为泌尿盆腔肿瘤及结核转移部位。如为慢性病程，消耗性体质，疼痛部位以隐痛、酸痛为主，关节主动活动不利，夜间症状加重，可行 MRI 检查明确诊断。

（4）有近期感染史，髋关节疼痛明显，伴见发热、关节肿胀、局部肤温改变，患者处于屈曲、外展、外旋被动体位，多考虑为关节感染或滑膜炎，除临床症状外，应参考实验室检查及 MRI 检查明确诊断。

2.排除基础性相关病史，则根据疼痛部位或伴随症状进一步相鉴别（表 2-5）。

表2-5　髋部疾病鉴别

主要症状	疾病	伴随症状及查体
髋部外侧疼痛	转子滑囊炎	屈髋疼痛，转子处压痛明显，具有叩击痛，彩超可见滑囊肿大
	臀肌挛缩症	臀肌挛缩牵扯致髋外侧大转子，臀部可及条索硬结，屈髋受限
髋内侧疼痛	股骨头坏死（Ⅰ~Ⅱ期）	多可见"新月征"，轴向叩击痛试验阳性
	髋骨质增生	关节唇边缘骨质增生，屈髋疼痛
	腹股沟疝	见疝包块
髋前侧疼痛	股骨头坏死（Ⅰ期）	约50%的患者可出现轻微髋痛，负重时加重，髋关节活动受限；MRI 检查股骨头坏死区出现"双线征"和线条状异常高信号影

（续表）

主要症状	疾病	伴随症状及查体
全髋疼痛	髋关节滑膜炎	单侧髋关节或腹股沟疼痛，可能与病毒感染、创伤、细菌感染及变态反应（过敏反应）有关；髋关节被动活动时出现疼痛，活动范围受限；MRI检查可见滑膜层呈高信号
	髋骨性关节炎	亦称为肥大性关节炎、增生性关节炎、老年性关节炎、退行性关节炎、骨关节病等，分为原发性及继发性。①原发性髋骨性关节炎：多发于50岁以上肥胖者，早期症状轻，疼痛进行性加重，疼痛范围多由前侧扩散至全髋，严重者休息时亦痛，常伴有跛行、晨僵，后期可有髋关节屈曲、外旋和内收畸形，Thomas征阳性。X线表现为关节间隙狭窄，股骨头变扁、肥大，股骨颈变粗变短，头颈交界处有骨赘形成，而使股骨头呈蕈状。股骨头及髋臼可见大小不等的囊性变，囊性变周围有骨质硬化现象，严重者可有股骨头外上方脱位，有时可发现关节内游离体，但组织病理学显示股骨头并无缺血，这是与股骨头缺血性坏死的重要区别点。②继发性髋关节骨性关节炎：常继发于髋部骨折、脱位、髋臼先天性发育不良、扁平髋、股骨头滑移、Legg-calve-Perthes病、股骨头缺血性坏死、髋关节感染、类风湿性关节炎等，常局限于单个关节，病变进展较快，发病年龄较轻
	股骨头坏死（Ⅱ～Ⅲ期）	股骨头坏死以血循环障碍所致骨坏死与坏死后的修复为病理基础，男性多见，主要症状为髋关节疼痛、功能受限和跛行。疼痛可为急性剧痛或慢性钝痛。功能受限最初因肌肉保护性痉挛所致，后期则由于关节退行性变。查体表现为髋关节功能受限，尤以外展、内旋受限明显，"4"字征阳性。MRI检查提示骨坏死变性，依据影像可分为4期，后期为股骨头塌陷、畸形，髋关节骨性关节炎的表现

（续表）

主要症状	疾病	伴随症状及查体
髋关节僵硬	强直性脊柱炎	常见于男性，20～40岁多见。髋关节受累者大都伴有骶髂关节、腰椎的病变。骶髂关节最早出现改变，髋关节受累常为双侧。早期可见骨质疏松、关节囊膨隆和闭孔缩小；中期关节间隙狭窄，关节边缘囊性改变或髋臼外缘和股骨头边缘骨质增生（韧带赘）；晚期可见髋臼内陷或关节呈骨性强直。90%以上的患者组织相容性抗原HLA-B27为阳性
	类风湿性关节炎	类风湿性关节炎在髋关节起病少见，出现髋关节炎时，患者上下肢其他关节常已有明显的类风湿性病变，常伴有晨僵，活动一段时间后疼痛及活动障碍明显好转，关节疼痛与气候、气压、气温变化有相连关系。X线表现可有关节间隙狭窄和消失，髋臼突出，股骨头骨质疏松、萎缩、闭孔缩小、关节强直，除髋关节外四肢对称性小关节僵硬、疼痛、肿胀和活动受限。化验检查可有轻度贫血，白细胞增高，血沉加快，类风湿因子阳性，部分患者抗链球菌溶血素"O"升高。另外，类风湿性髋关节炎常合并股骨头缺血性坏死
髋关节弹响	弹响髋或阔筋膜紧张征（外弹响）	髋关节屈曲、内收或内旋活动时髂胫束的后缘或臀大肌肌腱部的前缘滑过大粗隆的突起而产生弹响，同时可摸到和见到一条粗而紧的纤维带在大粗隆上滑过。查体时发现大粗隆部振动最明显，出现滑囊炎时局部可触及一处轻压痛的肿块。诊断时宜行X线片检查，排除骨关节的病变
	髋关节发育不良（内弹响）	儿童患者，由于股骨头在髋臼的后上方边缘轻度自发性移位，造成大腿屈曲和内收而发生弹响。成人则由于髂股韧带呈条索状增厚，在髋关节过伸尤其是外旋时与股骨头摩擦而产生弹响，程度不定

（王　刚　涂作伟）

七、膝部疾病临证推拿

膝关节由股骨内、外侧髁和胫骨内、外侧髁以及髌骨构成,为人体最大且构造最复杂,损伤机会亦较多的关节,属于滑车关节。

(一)推拿科常见疾病

1.膝关节软组织疾病 关节术后肌肉萎缩、股四头肌损伤、韧带损伤。

2.膝骨性疾病 膝骨性关节炎、骨折、髌骨软化症、胫骨结节骨骺炎、强直性脊柱炎。

3.膝关节内非骨性结构疾病 半月板损伤、交叉韧带损伤、滑膜炎、滑囊炎、髌下脂肪垫损伤。

(二)应用解剖

1.膝关节软组织解剖

(1)屈肌群

①股二头肌:长头起于坐骨结节,以股二头肌肌腱止于腓骨小头,使膝关节屈曲和外旋;短头起于股骨嵴外侧唇,以股二头肌肌腱止于腓骨小头,使膝关节屈曲、外旋。由坐骨神经支配。

②半膜肌:起于坐骨结节,止于胫骨内侧髁并延续为腘斜韧带附着于关节囊。使膝关节屈曲、内旋,并能紧张膝关节囊。由坐骨神经支配。

③股薄肌:在大收肌的内侧起于耻骨下支,止于胫骨粗隆内侧部。使膝关节屈曲内旋。由闭孔神经支配。

④腓肠肌:两个头分别起自股骨的内、外上髁,比目鱼肌在腓肠肌的深面,起于胫、腓骨上端的后面,两肌在小腿中部结合,向下移行为粗壮的跟腱,止于跟骨结节。由胫神经支配。

（2）伸肌群　股四头肌，分别称为股直肌、股外侧肌、股中间肌及股内侧肌。四个头向下汇成四头肌腱附着于髌骨，往下借髌韧带止于胫骨粗隆。由股神经支配。

（3）韧带

①前后交叉韧带：位于关节腔内，分别附着于股骨内，侧髁与胫骨髁间隆起。防止股骨和胫骨前后移位。

②腓侧副韧带：位于膝关节外侧稍后方。从外侧加固和限制膝关节过伸。

③胫侧副韧带：位于膝关节的内侧偏后方。从内侧加固和限制膝关节过伸。

④髌韧带：位于膝关节的前方，为股四头肌腱延续部分。从前方加固和限制膝关节过度屈。

2.膝关节骨性解剖　由股骨下端、胫骨上端、髌骨组成，各形成一个关节面，分别为股骨下端关节面、胫骨上端关节面、髌骨关节面。

3.膝关节内非骨性解剖

（1）半月板　由2个纤维软骨构成，垫在胫骨内、外侧髁关节面上，半月板外缘厚内缘薄。内侧半月板呈"C"字形，前端窄后部宽，外缘中部与关节囊纤维层和胫侧副韧带相连。外侧半月板呈"O"字形，其外缘的后部与腘绳肌腱相连。作用：有加深关节窝、缓冲震动和保护膝关节的功能。

（2）滑囊　包括髌上囊、髌前囊、髌下浅囊、髌下深囊、鹅足滑囊、半膜肌滑囊、腓肠肌滑囊和腘肌滑囊。

（3）翼状襞　在关节腔内，位于髌骨下方的两侧，含有脂肪的皱襞，填充关节腔。作用：增大关节稳固性，有缓冲震动的功能。

（三）膝部症状诊断流程

辨证分病流程：

1.根据发病时间，分为急性发病和慢性发病。急性发病是指发病时

47

间不超过 2 周，且临床膝痛属持续或进行性加重；慢性发病是指发病时间在 2 周以上，且肘关节疼痛。

2. 急性膝痛需明确是否具有外伤史，如有外伤，首先考虑骨折、半月板损伤及韧带损伤；慢性膝痛需明确是否具有肿瘤、结核及手术病史，如有，首先需考虑肿瘤、结核及术后关节功能障碍的可能。

3. 急性膝痛具有外伤史，关节可见明显胀痛、畸形，甚至假关节，查体可触及骨擦音，多考虑骨折，结合影像学检查可分为股骨髁间骨折、胫骨平台骨折、髌骨骨折。急性外伤膝痛可排除骨折及髌骨脱位后，应首先考虑半月板损伤，其次为交叉韧带及内外侧副韧带损伤。半月板损伤多有关节交锁或弹响，查体半月板研磨试验或麦氏征阳性，需参考 MRI 影像学检查明确诊断。交叉韧带损伤多在腘窝疼痛，Lachman 试验或抽屉试验阳性，亦以 MRI 影像学检查为依据。内外侧副韧带损伤疼痛在内外间隙，触痛明显，严重者关节侧向应力试验可为阳性，辅助检查以彩超及 MRI 检查为参考。

4. 急性膝痛无外伤史，局部红肿热痛不明显，可考虑关节滑囊炎或滑膜炎，二者处理原则类似。如局部红肿热痛明显，则考虑风湿性关节炎、类风湿关节炎，痛风性关节炎可能性较大，此类疾病需充足诊断依据包括实验室检查。

5. 慢性膝痛患者，有外伤史，根据疼痛位置，多为半月板、韧带或创伤性关节炎。排除外伤、手术史，青少年患者常见疾病为胫骨结节骨骺炎、髌腱炎，中年患者常见疾病为髌骨软化症、髌下脂肪垫炎、滑囊炎、强直性脊柱炎、股四头肌劳损，老年患者常见疾病为膝骨性关节炎、半月板损伤、腘窝囊肿，在临床中根据实际情况相鉴别。

6. 在上一步诊疗流程的基础上，进一步辩症分析。

（1）髌周疼痛为主，半屈曲位时疼痛明显，行走时可见"打软腿"症状，髌骨研磨试验阳性，可考虑为髌骨软化症，DR 检查辅助诊断；髌下疼痛明显，有明确的运动史，膝关节过度伸直、屈伸均可引起疼痛加重，髌腱叩击痛，则诊断为髌腱炎，B 超检查可辅助诊断；仍为髌下疼痛，但疼痛范围较广，关节常见"类交锁"症状，屈曲时疼痛加重，查体双膝眼饱满，结合 MRI 检查可诊断为髌下脂肪垫炎；髌下近胫骨处疼痛，以青少年为主，则考虑为胫骨结节骨骺炎。如不符合上述症状，既往有膝关节劳损史，影像学检查 X 线片见关节间隙狭窄、软骨下骨板硬化和骨赘形成，可诊断为髌股关节型膝骨性关节炎。

（2）内侧间隙疼痛，痛点以副韧带附着点为主，侧向应力试验可诱发疼痛加重，则诊断为内侧副韧带损伤；痛点在间隙深层，痛点可不明确，行走活动中出现关节交锁症状，既往有关节频繁屈伸史，查体半月板研磨试验、麦氏征阳性，结合 MRI 检查可诊断为内侧半月板损伤。如痛点明确，且可触及肿胀点，彩超可见滑囊水肿，则可诊断为鹅足滑囊炎。

（3）外侧间隙压痛，常见于半月板损伤及外侧副韧带损伤，诊断依据同上。另见外侧间隙至股骨外侧均有疼痛，疼痛以牵扯感为主，关节伸直过程中疼痛加重，髂胫束区亦有相应症状，诊断为髂胫束炎。内外间隙均有疼痛时，伴晨僵（≤ 30 分钟），严重者可有关节肿胀畸形，可诊断为胫股关节型膝骨性关节炎。

（4）腘窝疼痛，可触及腘窝囊性结节，结合彩超检查可诊断为腘窝囊肿。疼痛为主且位置较深，痛点在腘窝内侧上下，关节常有屈伸无力感，结合 MRI 检查，可诊断为交叉韧带损伤。

（5）全膝疼痛，排除上述疾病，多考虑为未分化型滑膜炎或综合型膝关节骨性关节炎。

附：中华医学会骨科学分会 2007 年制订的膝关节骨性关节炎诊断标准：①近 1 个月反复膝关节疼痛；②X 线摄片（站立或负重位）示关节间隙变窄，软骨下骨硬化和（或）囊性变，关节边缘骨赘形成；③骨关节炎性滑液（至少 2 次）透明、黏性，白细胞数每毫升＜ 2000 个；④中老年患者，年龄≥ 40 岁；⑤晨僵≤ 30 分钟；⑥关节活动时有骨摩擦感（音）。综合临床、实验室及 X 线检查，诊断必须满足①＋②，或①＋③＋⑤＋⑥，或①＋④＋⑤＋⑥。

（龙翔宇　淦作伟）

八、足部疾病临证推拿

足部为人体最下部的负荷关节，负荷力量可达人体体重的 5 倍，拥有丰富的韧带、肌腱及关节结构来稳定关节。临床常因退变、劳损、外伤等原因致足部疼痛不适。

（一）推拿科常见疾病

1. 足部软组织疾病　跟腱滑囊炎、跟部脂肪垫炎、跖筋膜炎。

2. 足骨性疾病　踝关节炎、跟骨高压症、跟骨骨髓炎、跟骨结核。

3. 非骨性结构疾病　陈旧性踝扭伤。

（二）应用解剖

1. 软组织解剖

（1）肌腱　共分四组（表 2-6）。

表 2-6　足部肌腱

位　置	名　　称
前	胫前肌腱、足拇长伸肌腱、趾长伸肌腱、第三腓骨肌腱
后	跟腱、跖肌腱
内	胫后肌腱、趾长屈肌腱、足拇长屈肌腱
外	腓骨长、短肌腱

（2）韧带

①胫侧副韧带：为一强韧的三角形韧带，又名三角韧带。位于关节的内侧，起自内踝，呈扇形，向下止于距、跟、舟三骨。由于附着部位不同，由后向前可分为四部，即距胫后韧带、跟胫韧带、胫舟韧带和位于其内侧的距胫前韧带。三角韧带主要限制足的背屈，前部纤维则限制足的跖屈。

②腓侧副韧带：位于关节的外侧，由从前向后排列的距腓前韧带、跟腓韧带、距腓后韧带三条独立的韧带组成，连接于外踝与距、跟骨之

间。距腓后韧带可防止小腿骨向前脱位。当足过度跖屈内翻时，易损伤距腓前韧带及跟腓韧带。

（3）关节囊　关节囊前后较薄，两侧较厚。

2.骨性解剖

（1）内踝　顶端分成两个钝性突起（前丘前结节、后丘后结节），有三角韧带附着，其后侧有一沟，胫后肌腱由此经过。

（2）外踝　位于胫骨前后结节构成的切迹中，胫腓骨之间没有关节面，但两者之间有一定的活动度。从冠状面看外踝较内踝低 1cm 左右，从矢状面看外踝较内踝偏向后 1cm，后踝较前踝更向下延伸，限制距骨后移。

（3）距骨　分为头、颈、体三部分，与足舟骨、跟骨、胫骨和腓骨形成关节。距骨体前宽后窄，踝背屈时距骨体较宽处入踝穴，踝跖屈时距骨体较窄处出踝穴。

（三）足部症状诊断流程

神经、血管因素对足部症状的影响不大，临床常见症状主要为疼痛及功能活动障碍。故临床诊断主要依据疼痛的部位、性质、加重或缓解因素予以鉴别。

辨症分病流程：

1.根据发病时间，分为急性发病和慢性发病。因足部症状变化较快，故其急性发病是指发病时间不超过 72 小时；慢性发病是指发病时间在 72 小时以上，且在发病期间足部疼痛反复发作，疼痛的程度有轻重变化。

2.急性足部疼痛需明确是否具有外伤史。如有外伤史，首先考虑急性踝扭伤或骨折的可能，主要依据影像学检查可鉴别。如没有外伤史，则多考虑痛风性关节炎、类风湿关节炎、风湿性关节炎，此类疾病多参考实验室检查相鉴别，当诊断依据不充分时，可尝试诊断性治疗。

3.慢性足部疼痛亦要考虑是否具有外伤史及近期感染史。

（1）如明显是在外伤后发病，其疼痛局限，痛点与外伤相关，伴有不同程度的关节功能障碍，症状迁延反复，根据痛点可诊断为陈旧性踝扭伤、踝软骨损伤、跟部脂肪垫炎、陈旧性足部扭伤。

（2）当有感染史（包括一般感染史、结核史、肿瘤史），局部红、肿、热、痛明显，疼痛性质较剧烈，可考虑为脚部细菌感染，结合MRI检查及血常规可鉴别。

（3）具有久站相关病史，疼痛位置不固定，可考虑为踝关节炎、跟骨高压症。

4.慢性足部疼痛无相关外伤史、感染史，多为软组织疾病，依据痛点不同分为跟腱炎、跟腱滑囊炎、跟骨滑囊炎、跖筋膜炎、跟骨骨骺炎。滑囊炎、跖筋膜炎的疼痛多在起步时较痛，随着活动可减轻，二者疼痛部位不同。骨质增生、脂肪垫炎则随站立、行走时间的延长而疼痛加重。骨骺炎主要在青少年中发病，MRI检查可明确诊断。

（王　刚　淦作伟）

第三章

基本手法

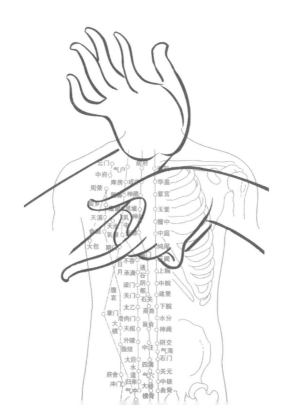

健翔理筋推拿手法常分步操作，各步用力部位明确，并协同用力，力量步步叠加，从而达到有力、深透。为方便学习者掌握健翔理筋推拿的基本手法，现依据主要用力部位的不同予以分类介绍。

一、脊柱用力为主的手法

（一）拇指按压弹拨法

以拇指端或螺纹面深按于治疗部位，并进行单向或往返的拨动，称为拇指按压弹拨法。

【姿势要求】术者自然站立，或根据不同操作部位，用弓步或马步。

【操作过程】分以下四步力递进完成：

第一步：肩关节用力向下按压，使拇指垂直于受术者体表，拇指尖吸紧施术部位，余四指自然散开（图3-1-1）。

第二步：拇指掌指关节用力内收，带动腕关节内旋，虎口收紧，把按压的力聚到拇指尖，使得虎口、掌背与

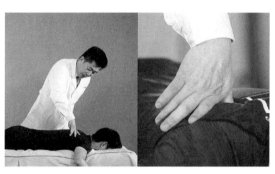

图3-1-1 拇指按压弹拨法（第一步）

腕关节摆动时成一平面（图 3-1-2）。

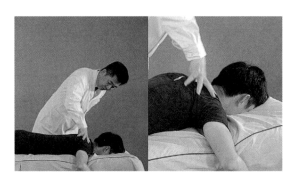

图 3-1-2　拇指按压弹拨法（第二步）

第三步：脊柱用力。双拇指尖相对或并排或重叠，以拇指尖为支点，其余四指自然散开，踮足，身体向上向前倾，并含胸、拔背、挺腰、收腹、提臀，肩关节收紧下沉，随着按压力量的增加逐步使用脊柱的力，使脊柱的力传递到上肢乃至拇指接触面（图 3-1-3）。

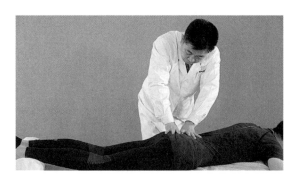

图 3-1-3　拇指按压弹拨法（第三步）

第四步：腕关节摆动，带动拇指尖弹拨肌肉或肌腱（图 3-1-4）。持续反复用力，使之不断深透，要求术者拇指能吸进肌肉等组织揉按并能弹拨分筋。手法频率每分钟 80 ～ 100 次。

以上为腰背臀及下肢部或受术者坐位时颈部的操作。根据不同的施术部位，可减少或去除第三步力，如上肢部不需很大的力，或受术者俯卧位时，颈部不适宜用脊柱的力下压，以免造成颈椎损伤，故没有第三步脊柱用力。

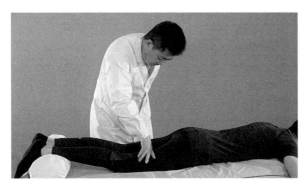

图 3-1-4　拇指按压弹拨法（第四步）

【操作要求及注意事项】

1. 本手法与教材拨法的最大不同是吸紧部位的力更大，弹拨时的力量更稳、更深透，要增加的力是脊柱的力而非手臂的力，含胸、拔背、沉肩、挺腰、收腹等动作可慢慢增加按压及弹拨力度。

拇指按压弹拨法视频

2. 第一步力不宜大，用力大小以吸定受术者体表且术者不憋气为度。

3. 操作过程中拇指掌指关节始终用力保持内收，即第二步力能否吸紧软组织及肩关节能否收紧是核心问题。

4. 操作过程中，拇指对治疗部位要有弹拨感，术者手下如有结节、条索样改变等异常手感时应稍作停顿以加强按压。

5. 弹拨是在按压达到"吸紧肌肉"的基础上进行的，未吸紧前只能继续按压，不宜进行弹拨。

6. 按压的力与弹拨幅度成反比。即按压的力越大，弹拨的幅度越小；反之，按压的力越小，弹拨的幅度越大。

7. 按压力的方向要垂直向下。

8. 用力要由轻到重，稳而持续，使刺激感觉深透至机体深部组织。切忌使用迅猛的暴力。手法结束时，也不宜突然放松，应逐渐递减按压的力量。

【常出现的问题】主要都是发力问题：

1. 第一步力太大，造成术者"憋气"，或力不柔和。

2. 第二步力腕关节主动桡偏使虎口收紧，容易造成拇指掌指关节疼痛甚至损伤，且腕关节不稳定，影响力的传递。

3. 第二步力通过伸直肘关节使虎口收紧，造成耸肩，影响脊柱的力传递，也影响腕关节的摆动，变成推。

4. 第三步力不是脊柱的力，而是用上半身的力下压，导致力滞，如在背腰部操作，容易引起受术者呼吸不畅，有憋气感。

5. 第三步力时，单方面拔背挺腰，而没有含胸、收腹，变成"塌腰"，不仅影响力的传递，也容易引起术者腰部疼痛。

【临床应用】拇指按压弹拨法为临床常用手法之一，因其受力面小，力量可由轻到重调节，适用于全身各部位和腧穴。该手法具有解痉止痛、松解粘连的作用，可用于肢体一切痛症。

【与院校教材对比】目前的中医药院校针灸推拿学专业《推拿手法学》教材中无按压弹拨法，但根据其拨法的描述，与健翔按压弹拨法应是同一手法，只是发力方式不同。该教材中指拨法"适当用力下压至一定深度"，未言明发力部位，应是用手指用力；而肘拨法亦未明确说明下压力的发力部位，但有提及下压后"以肩部发力"带动拨动。

（二）掌揉法

以指、掌的某一部位在体表施术部位上做轻柔灵活的上下、左右或环旋揉动，称为揉法。根据操作部位的不同而分为掌揉法、指揉法等。其中掌揉法又分为大鱼际揉法、掌根揉法等。大鱼际揉法因其腕部的旋动、摆动，而使大鱼际部产生揉压动作，适用于腹部、面部、颈项部及四肢部；掌根揉法面积较大，力沉稳适中，多用于背、腰、臀、躯干部。

大鱼际揉法与掌根揉法的动作要领相近，主要区别就是着力面不同。掌根揉法的着力点在掌根，腕关节背伸，手指自然放松。大鱼际揉法的着力面在大鱼际，腕部宜放松。

【姿势要求】弓步，右手左弓步，左手右弓步，肩关节向前向下与胸壁成 40°～ 50°，下沉肘关节屈曲约 140°。

【操作过程】分以下四步力递进完成：

第一步：利用肩关节的力下压，力度不宜太大（图 3-2-1）。

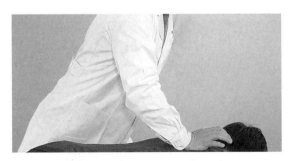

图 3-2-1 掌揉法（第一步）

第二步：腕关节背伸，手指自然微屈，使肩关节收紧，力集中在掌根部，并吸紧于施术部位上（图 3-2-2）。此时可见肱桡肌、肱二头肌紧张。

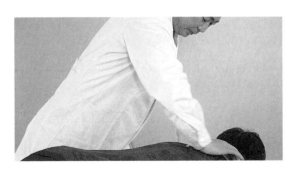

图 3-2-2 掌揉法（第二步）

第三步：脊柱用力，提拉躯干的同时，后脚跟蹬起，使肩关节下沉（图 3-2-3）。

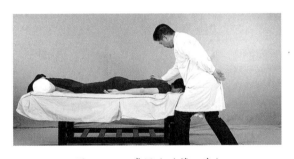

图 3-2-3 掌揉法（第三步）

第四步：肘关节主动用力，带动前臂做小幅度的回旋运动，使掌根部在施术部位上连续不断地旋转揉动，手法频率为每分钟 100 ～ 120 次（图 3-2-4）。

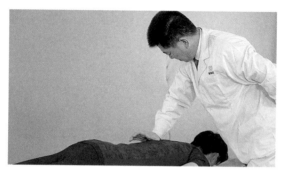

图 3-2-4　掌揉法（第四步）

【操作要求及注意事项】

1. 本手法由肩关节下压、腕关节背伸、提拉躯干及肘关节带动前臂旋转的力结合而成。

2. 旋转时要带动皮下组织一起运动，要掌握好旋转频率，动作要灵活而有节奏。

掌根揉法视频

3. 动作开始要深吸一口气，慢慢呼气的同时渐渐将掌根或大鱼际吸紧至操作部位，尽可能多留气于丹田并保持呼吸平顺，确保吸于体表的力大而恒定，沉至丹田的气与吸力成正比。

4. 挺腰收腹拔背，使肩相对收紧下沉，而肘、腕关节相对放松，用肩关节的力吸紧施术部位，而前臂旋转由肘关节带动。

5. 大鱼际揉法前臂有推旋动作，腕部宜放松；指揉法腕关节要保持一定的紧张度；掌根揉法腕关节略有背伸，松紧适度。

【常出现的问题】

1. 发力

（1）第一步力，力量太大造成"憋气"，影响后三步力的再运用。

（2）第二步力，腕关节背伸不够而着力点太大，影响旋转及深透。

（3）第三步力，不是脊柱用力，使掌根吸定施术部位，而用上半身重量下压造成"力滞",不深透。

（4）第四步力，用肩关节带动旋转而不是肘关节，使肩关节放松，影响吸紧部位的力或力不柔和。

2. 其他 吸力不恒定，前臂推动太大导致力不柔和、不均匀。

【临床应用】掌揉法是推拿手法中常用手法之一，刺激平和舒适，可广泛用于头面部、脘腹部及四肢等部位；具有理气和胃、活血祛瘀、通经止痛等作用。临床常配合其他手法来治疗脘腹胀满、胸闷胁痛及软组织损伤引起的红肿疼痛等症。

【与院校教材对比】教材中的掌根按揉法为"垂直按压与水平环旋揉动复合运用"，发力部位未明确，但可参考单掌按法，则为"上臂用力"，力不柔和，且旋转不够圆，导致力不均匀。

（三）拿揉法

明·周于蕃著《秘传推拿妙诀·字法解》曰："拿者，医人以两手指或大指或各指于病者应拿穴处或掐或捏或揉，皆谓拿也。"拿法，古称"膜行"，治油膜之间之疾。以双手顺行，虎口相对，大指与其余四指的螺纹面相对用力，自分肉间（深浅筋膜层）将肌肉徐徐提起，又徐徐放下，反复数次。

拿法能使油膜分肉间气行无滞，如门内有客（邪气），开门则放外出。然拿法是将手足腹背间肉紧提慢松，一起一落，任其气血自行，则气必顺经行走，而未能逆其气行，则难有补泻。故拿法常辅以揉法，谓其拿揉法，或顺揉深压，或逆行浅摸，则补泻有度。

拿揉法为拿法与揉法的复合运用。其操作是在将治疗部位的肌筋提起及放下时，做轻重交替、连续的揉捏动作。

【姿势要求】术者自然站立或弓步，身体前倾。

【手法要领】脊柱用力，沉肩，腕关节放松，拇指与余四指掌指关节相对用力；使用五指螺纹面将治疗部位的肌肉提起，不能用指端内扣（图3-3）。用力要由轻而重，再由重而轻，不能突然用力或使用暴力，紧提慢送，边送边揉。揉捏动作要连贯且有节奏，使所产生的拿揉之力连绵不断地作用于施术部位。

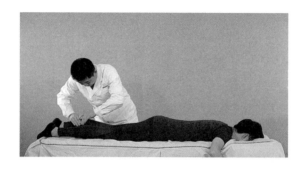

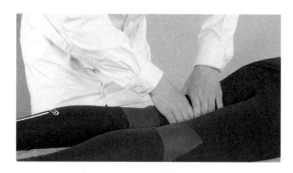

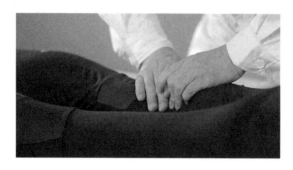

图 3-3　拿揉法

【操作要求及注意事项】

1. 拿揉法在拿中含有一定量的旋转揉动，以拿为主，以揉为辅，拿捏过程要连贯，不停顿。

2. 提捏用力要稳，不要提尽，松弛时用拇指适当用力缓慢推送，增加肌肉的伸缩度。

拿揉法视频

3.操作时要自然流畅，不可呆滞僵硬。

4.起落当有循止。拿腿，自环跳穴起，至解溪穴止。拿臂，自肩外俞起，至列缺穴止。拿腿上太阳经，自委中穴起，至昆仑穴止，他经皆可类推。

5.一般以顺筋络轻压环揉为补，逆筋络快速重捏为泻。

6.行重拿揉后，当辅以轻揉摩，以缓解手法疼痛。

【临床应用】拿揉法舒适自然，具备拿法与揉法的双重作用，较拿法的力量更趋缓和，舒适自然，更易令人接受，常用于颈、肩、四肢部。本手法具有舒筋通络、活血止痛的作用，用于颈肩关节疼痛、腰椎炎症及四肢疲劳酸痛等病症。

【与院校教材对比】健翔拿揉法与教材拿揉法最大的不同就是增加了脊柱用力，使力更沉稳、更柔和，对术者脊柱保护能力强。

（四）拇指腹推法

以拇指指腹为着力面，在按压的基础上通过前臂带动腕部的往返摆动，使所产生的力通过拇指持续不断地作用于施术部位或穴位上，称为拇指腹推法。其特点是手法操作缠绵，讲究内功、内劲。

【姿势要求】受术者俯卧，术者双下肢平开与肩同宽，自然站立或马步。

【操作过程】分以下四步力递进完成：

第一步：前臂的力下压，力量不太大（图3-4-1）。

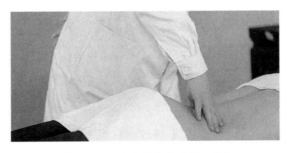

图3-4-1 拇指腹推法（第一步）

第二步：拇指掌指关节用力，使拇指与第二掌骨之间维持一定的角度，且掌背与拇指处于同一水平面，腕关节紧张，形成基础力，保持施术部位原始按压力度（图3-4-2）。

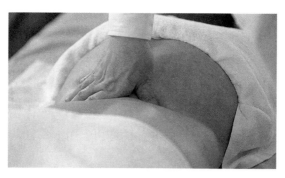

图3-4-2　拇指腹推法（第二步）

第三步：脊柱用力，术者通过含胸、拔背、沉肩、挺腰、收腹等一系列动作增加力量，通过前臂、拇指作用于施术部位。在全程操作过程中，术者始终留气于丹田，拇指指腹按压深至肌肉或肌腱，持续反复用力，使之不断深透并分筋，术者有揉按、弹拨局部组织之感（图3-4-3）。

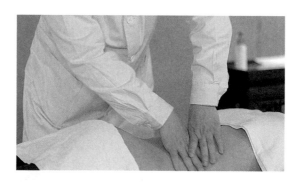

图3-4-3　拇指腹推法（第三步）

第四步：摆动手腕，在前三步力的基础上，通过前臂摆动带动腕关节屈伸，作用于拇指着力点，增加施术部位的力量，并进行弹拨、推揉（图3-4-4）。前臂摆动过程中肩部与前臂呈垂直状态，摆动幅度及频率视按压力度而定，按压力度越大则摆动幅度及频率越小，两者之间成反比关系。

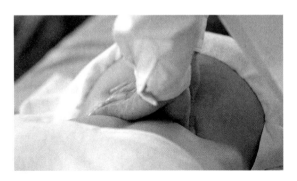

3-4-4　拇指腹推法（第四步）

【操作要求及注意事项】

1. 本手法为健翔独创手法，融按压、弹拨、推、揉法于一体，与传统一指禅推法的最大不同是吸紧部位的力更大，作用面更大，力度更富层次感。在前臂带动腕关节屈伸时，掌指关节、指间关节不屈伸、不主动用力，主要以前臂按压为基础力，以脊柱用力，沉肩、摆臂等操作来增加力量。

拇指腹推法视频

2. 在操作过程中，拇指掌指关节始终用力，使拇指与第二掌骨之间维持一定的角度，否则腕关节摆动的力不能传至支点，易演变成指推法，而无按压成分。

3. 拇指与第二掌骨所形成的角度、悬腕的程度、肘关节屈曲度、频率与治疗部位有关。但拇指应与前臂在同一直线上，否则容易产生"卸力"作用。

4. 在治疗过程中，沉至丹田的气始终如一，以确保吸定的力恒定、持久，摆动过程中拇指对治疗部位要有弹拨感。

5. 在治疗过程中，术者手下如有结节、条索样改变等异常手感时，应稍作停顿以加强按压。

【常出现的问题】

1.发力

（1）第一步力太大，造成术者"憋气"，或力不柔和，并影响后面的推揉。

（2）第二步力虎口收得太紧。

（3）第三步力不是脊柱的力，而是用上半身的力下压，导致力滞。

2.其他 有去无回，变成了拇指推法。

【应用部位】拇指腹推法因其受力面小，柔和舒适，基本适用于全身各部位。该手法具有舒筋通络、解痉止痛、松解粘连的作用；可用于肢体一切痛症，尤其是可增强颈腰部的肌肉力量。

（五）推法

用指、掌、拳面等部位紧贴治疗部位，运用适当的压力，进行单方向直线移动的手法，称为推法。因作用部位不同，推法又分为拇指推、掌根推、拳平推、肘平推。

【姿势要求】术者自然站立或弓步。

【操作过程】

1.掌根推 分以下四步力递进完成：

第一步：肩关节用力。肩关节带动上肢自然下压，力量不宜太大（图3-5-1）。

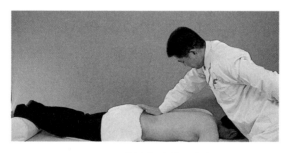

3-5-1 掌根推（第一步）

第二步：腕关节用力。腕关节用力背伸，使力集中于掌根部（图3-5-2）。

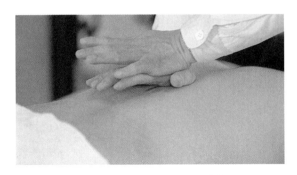

图 3-5-2　掌根推（第二步）

第三步：脊柱用力。拔背沉肩，使力深透至皮下软组织（图 3-5-3）。

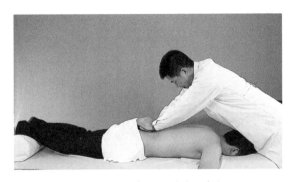

图 3-5-3　掌根推（第三步）

第四步：脚跟用力。在前三步力的基础上，脚跟用力蹬地，带动躯体、上肢往前推动，推动过程中肩部与胸壁的夹角基本不变（图 3-5-4）。

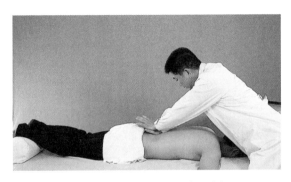

图 3-5-4　掌根推法（第四步）

拇指推、肘平推法（图 3-6）则在按法的基础上增加第四步力。

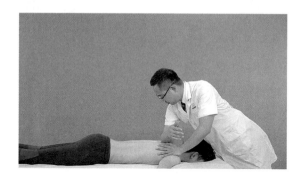

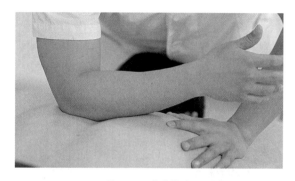

图 3-6 肘平推法

【操作要求及注意事项】

1.本手法较传统手法增加了脊柱用力，更有力、深透，但上肢或小腿部相对敏感、不受力的部位要适当控制好脊柱力。

推法视频

2.推的过程中，身体要往前移，肩部与胸壁的夹角要保持基本不变，才能保持压力的恒定不变，且可减少对肩关节的损伤。

【常出现的问题】

1.发力

（1）第一步力用了前臂的力。

（2）没有脊柱用力。

（3）用前臂往前推动，导致力不深透，并逐渐减小。

2. 其他　在推动过程中，肩部与胸壁的夹角不断变大或表现为躯干往后扭曲。

【临床应用】

推法舒适柔和，适用于身体各部位。该手法具有行气止痛、温经活络、调和气血的功效；用于治疗腰背酸痛，四肢肌肉痉挛、麻木，胸腹胀痛等症。

（六）按法

用手指或手掌面着力于体表某一部位或穴位上，逐渐用力下压，称为按法。

【姿势要求】术者自然站立或弓步。

【操作过程】指按法的操作同按压弹拨法前三步力；掌按法则以掌面着力，脊柱用力下压即可（图 3-7）。

按法视频

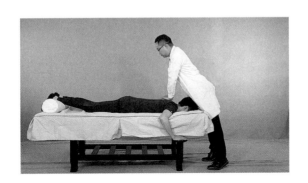

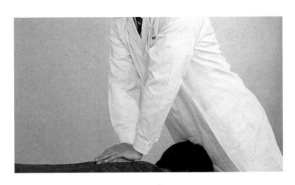

图 3-7　掌按法

【操作要求及注意事项】

1. 按压力的方向要垂直向下。

2. 用力要由轻到重，稳而持续，使刺激感觉充分达到机体深部组织。切忌使用迅猛的暴力。

3. 手法结束时，不宜突然放松，应逐渐递减按压的力量。

4. 掌按上腹部时用力不可太大，手掌随患者呼吸而起伏。

【临床应用】 指按法适用于全身的腧穴及腰背部、腹部等体表面积大而又较为平坦的部位。该手法具有解痉止痛、疏通经络、活血祛瘀的作用，常用于治疗腰背疼痛、脊柱侧突、脘腹疼痛等症。

（龙翔宇　王　刚）

二、肩关节用力为主的手法

㨰法

【姿势要求】 弓步，用左（右）手则左（右）弓步，挺腰，髋关节微屈，上半身呈前倾状，肩关节自然放松下垂，微屈肘，手掌吸定点与肩同宽。

【操作过程】 分以下两步力：

第一步：拇指用力背伸，余四指屈曲有力，小指屈曲至指尖触掌，小指至食指屈曲角度依次减少，如醉拳手势，以第五掌指关节背侧贴紧体表施术部位（图3-8-1）。

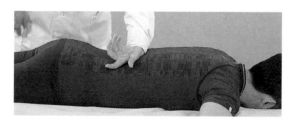

图 3-8-1　㨰法（第一步）

　　第二步：肩关节向外摆动，带动肘关节屈伸、前臂旋转、腕关节屈伸，并保持上肢协调性及连贯性。即肩关节发力带动上肢外摆时伸肘、外旋前臂、曲腕；肩关节发力带动上肢内收时屈肘、内旋前臂、伸腕，使手背部于施术部位上进行连续不断的㨰动（图 3-8-2）。频率要求每分钟 120 ～ 140 次。

㨰法视频

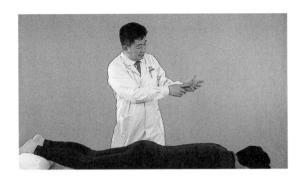

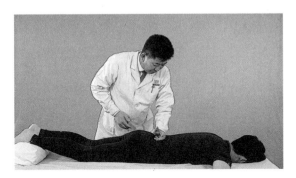

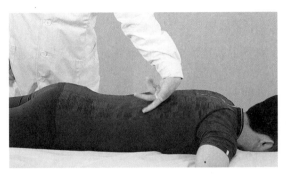

图 3-8-2　㨰法（第二步）

以上为小鱼际滚法。滚法亦常用掌指关节背侧部和拳顶部为滚动着力面进行操作，名为掌指关节滚法，是滚法的变化运用。掌指关节滚法，其动作要领与滚法基本相同，唯其滚动着力面由手背尺侧部变为小指、无名指、中指及食指的掌指关节背侧，操作时腕关节稍屈向尺侧，其屈伸活动亦较小鱼际滚法减小，但摆臂的幅度要大。

【操作要求及注意事项】

1. 本手法在掌指关节贴紧体表的基础上，以肩关节带动肘屈伸、前臂旋转及腕关节屈伸，主动用力在肩关节，肘、前臂、腕关节为被动用力。

2. 在操作过程中，术者保持放松，尤其肘关节始终处于放松状态，并始终挺腰，伸腕关节时基本与前臂成直线，肘关节自然屈曲，屈腕时幅度应达最大，肘关节基本伸直。

3. 摆动时上肢外摆与内收的力基本相当。

4. 在操作过程中，始终保持掌指关节的手形。

【常出现的问题】

1. 发力

（1）以腕关节主动用力屈伸带动上肢摆动，造成"力"的不够、不柔和、不均匀。

（2）以前臂主动用力压腕，造成"刚强的力"太大，也容易导致术者的腕关节劳损。

（3）以前臂主动用力外摆，肘关节不屈伸，造成腕关节屈伸不够，掌指关节亦无法吸紧体表，从而摩擦皮肤。

（4）以肘关节主动用力外摆带动肩关节，导致力量无法传递至腕关节。

2. 姿势

（1）髋部不前屈或吸定部位离术者太远导致前臂旋转困难，手掌滚动不够而摩擦皮肤。

（2）手掌吸定点超出肩关节垂直线太多，腕关节不能充分屈曲，导致掌背不能充分接触体表。

3.其他

（1）肩关节主动用力，但肘关节不屈伸使前臂旋转不够，腕关节不屈伸导致着力面不够，即掌背不能充分接触体表。

（2）吸定部位不恒定，手形松散造成力不持久，腕关节松弛影响力的传递。

【临床应用】㨰法是常用的保健推拿手法之一。㨰法接触面广，刺激平和舒适，多用于项、背、腰臀及四肢部，用于颈椎病、肩关节周围炎、腰椎间盘突出症、各种运动损伤、运动后疲劳、偏瘫、截瘫等多种病症，也用于治疗虚证。

【与院校教材对比】教材㨰法的操作是"肩关节放松……前臂做主动摆动，带动腕关节的伸屈和前臂的旋转"。健翔㨰法是以肩关节发力，力臂长，力更沉稳；而教材㨰法容易摩擦皮肤，因前臂用力下压，不仅容易造成腕关节软组织损伤，而且肱桡肌持续紧张，肘关节容易酸累，并造成肱骨外上髁软组织劳损。

（淦作伟　龙翔宇）

三、前臂用力为主的手法

（一）振法

以掌或指在体表施以振动的方法，称为振法，也称振颤法。振法分为掌振法与指振法两种。

【操作过程】以掌面或食、中指螺纹面着力于施术部位或穴位上，注意力集中于掌部或指部（图3-9）。掌、指及前臂部静止性用力，肌肉不自主收缩产生较快速的振动波，使受术部位或穴位有被振动感。

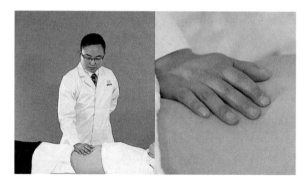

图 3-9　振法

【操作要求及注意事项】

1.掌指部与前臂部须静止性用力，以掌指部自然压力为度，不施加额外压力。所谓静止性用力，是指前臂的腕屈肌群与腕伸肌群强烈地做静止性收缩，但不做主动运动。

振法视频

2.注意力要高度集中在掌指部，古有"意到气到""意气相随"之说。

3.应有较高的振动频率。以掌指部做振动源，由于手臂部的静止性用力，容易使其产生不自主的极细微的振动运动，这种振动频率较高，波幅较小。

4.动作要持续、短促、均匀，施术压力要保持恒定不变，不可时断时续。

5.操作后术者感到身体倦怠，疲乏无力，要注意掌握好操作时间，并调节好呼吸。

【常出现的问题】主要是发力的问题，用上肢主动用力轻微摆动，不是静止性用力。

【临床应用】振法以温补为主，以通调为辅，多用于阳虚气弱之证。指振法接触面小，振力集中，适于全身各部腧穴；掌振法接触面大，振力相对分散，适于头顶部、胃脘部、小腹部、腰背部。该手法具有活血祛瘀、理气和中、消积导滞、调节肠胃功能等作用，主治头痛、失眠、气喘、形寒肢冷、腰痛、胃脘痛、痛经、月经不调等病症。

（二）擦法

用手掌紧贴皮肤，稍用力下压并做上下或左右直线往返摩擦，使之产生一定的热量，称为擦法。有掌擦、鱼际擦和侧擦之分，但用力方法一致，只是作用部位不同。以下以掌擦法为例予以介绍。

【姿势要求】术者自然站立或弓步。

【操作过程】分以下两步力递进完成：

第一步：肩关节的力。肩关节带动上肢自然下压，力量不宜太大（图3-10-1）。

擦法视频

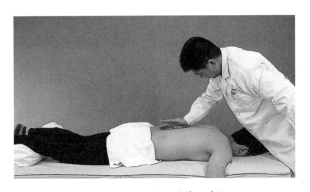

图3-10-1　擦法（第一步）

第二步：肘关节屈伸带动前臂往返运动（图3-10-2）。

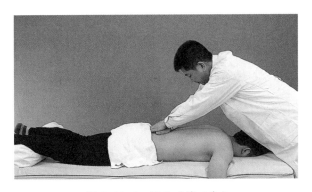

图3-10-2　擦法（第二步）

【操作要求及注意事项】

1. 动作要持续、短促、均匀，施术压力要保持恒定不变，不可时断时续。

2. 操作中术者容易感到身体倦怠、疲乏无力，要注意掌握好操作时间，并调节好呼吸。

3. 可根据深透力的需要，在第二步力前增加脊柱用力。

【常出现的问题】 主要是发力的问题。

（1）第一步力用的是前臂下压的力，导致力滞，并且上肢僵硬，影响往返运动。

（2）第二步力用肩关节带动上肢摆动，影响施术部位力的恒定。

【临床应用】 擦法温热柔和舒适，适用于全身各部位。该手法具有温阳益气、温肾壮阳、祛风通络、活血止痛的作用，用于体虚乏力、脘腹胀痛、月经不调、痹症等症的治疗。

（三）扫散法

用拇指桡侧部或其余四指指端快速地来回推抹头颞部，称为扫散法。

【手法要领】 拇指伸直，余四指并拢、微屈，将拇指桡侧面及其余四指指端置于头颞部，肘关节用力带动手指，自太阳穴沿头颞部向脑后(胆经循行部位)做弧形单向推动（图3-11）。

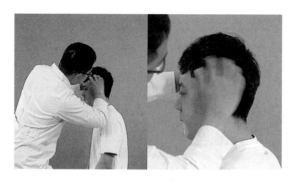

图 3-11 扫散法

【操作要求及注意事项】

1.手法压力适中,术者腕关节放松,以前臂屈伸运动带动腕关节做来回摆动。

2.紧贴皮肤的手指应顺发而动,头发较多者可将手指伸入发间进行操作,避免牵拉发根而致疼痛。

【临床应用】扫散法是头部的常用手法。该手法具有祛风散寒、镇静安神、平肝潜阳、通络止痛的功效,用于治疗头痛、眩晕、高血压、不寐等症。

(四)搓法

用双手掌面着力,对称地夹住或托抱住患者肢体的一定部位,双手交替或同时相对用力做相反方向的来回快速搓揉,并同时做上下往返移动,称为搓法。搓法属于推拿手法中一种辅助手法。

【手法要领】根据治疗部位有所变化。

1.搓肩关节 受术者正坐,肩臂放松、自然下垂。术者双下肢马步;然后双掌如抱球样相对用力做顺时针方向回环搓揉(图3-12-1)。

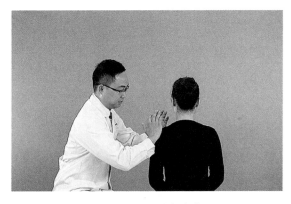

图3-12-1 搓肩关节

2.搓上肢 体位同上,双手挟持住患侧上臂做一前一后的交替搓揉,并渐渐下移由前臂至手腕,再快速由腕部向上至腋部。

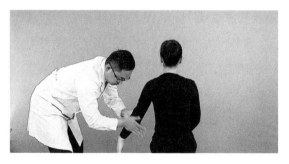

图 3-12-2　搓上肢

搓肩、搓上肢可视为一个整体手法，由肩而下；也可分为两个手法，根据需要作选择。

搓法视频

3. 搓胁肋部　受术者取坐位，术者位于其后，用双手自腋下挟持患者胸廓的左右两侧，相对用力作一前一后的交替搓揉，沿胁肋搓至髂嵴上，如此作自上而下的单向搓揉移动。

4. 搓下肢　受术者取仰卧，下肢微屈，术者用双手挟持住大腿的内外侧(或前后侧)，相对用力做一前一后的交替搓揉，经膝、小腿至踝部，再由踝、小腿、膝、大腿，如此往返。

5. 搓腰背部　受术者取坐位或俯卧位，术者位于其后，双手放置上背部做呈水平状的搓揉动作，自上而下至下腰部，再上下往返搓揉。

【操作要求及注意事项】

1. 搓动时双手用力要对称，动作幅度要均等。

2. 搓揉时频率可快，但在体表移动要缓慢。

3. 双手挟持肢体时力量要适中。过重，搓不动；过轻，搓不到。

【临床应用】搓法是一种辅助手法，较为温和，常用于四肢、胸胁、肩部等部位。该手法具有疏通经络、行气活血、疏肝理气、调和气血的作用，用于治疗臂痛、腰背痛及胸胁痛等。

（五）点法

用屈曲的指间关节突起部分为力点，按压于某一治疗点上，称为点法。它由按法演化而成，可归属于按法的范畴。点法具有力点集中、刺激性强等特点，包括拇指端点法、屈拇指点法、屈食指点法和肘点法（为脊柱用力，为方便比对，方放于此）四种。

【手法要领】

1. 拇指端点法　手握空拳，拇指伸直并紧贴于食指中节的桡侧面，以拇指端为着力点，前臂用力时拇指端压于施术部位（图 3-13-1）。

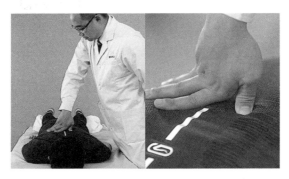

图 3-13-1　拇指端点法

2. 屈拇指点法　手握空拳，拇指屈曲抵住食指中节的桡侧面，以拇指指间关节桡侧为着力点，前臂用力时拇指端压于施术部位（图 3-13-2）。

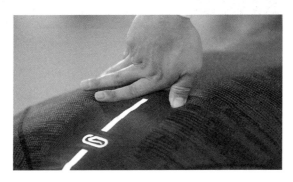

图 3-13-2　屈拇指点法

3. 屈食指点法　手握空拳并突出食指，用食指近节指间关节为着力点，前臂用力时拇指端压于施术部位。

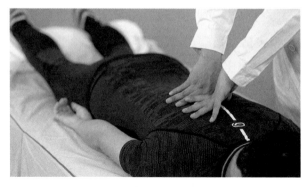

图 3-13-3　屈食指点法

4. 肘点法　术者一手握拳曲肘，拳心向胸，以肘尖部着力于施术部位；另一手自然平放于受术者体表，上身前倾，脊柱发力，逐渐垂直用力向下按压（图 3-13-4）。

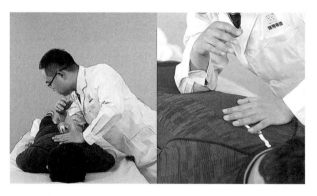

图 3-13-4　肘点法

【操作要求及注意事项】

1. 点压的方向要垂直于施术部位。

2. 用力要由轻到重，切不可暴力。

点法视频

【临床应用】点法着力点小，刺激较强，适用于全身的穴位或压痛点。该手法有活血止痛、疏经通络的功效，用于治疗颈椎病、腰椎间盘突出症等。

（龙翔宇　王　刚）

四、腕关节用力为主的手法

（一）摩法

用手掌或指腹轻放于体表施术部位，做环形、有节律的摩动手法称摩法。摩法分为指摩法和掌摩法。《医宗金鉴·正骨心法要旨》曰："摩其壅聚，以散瘀结之肿。"《内功图说·分行外功》曰："两手摩腹，移行百步，除积滞。"

【手法要领】用手掌面或手指指面紧贴于施术部位，腕关节用力带动前臂做缓和协调的环旋抚摩（图 3-14）。

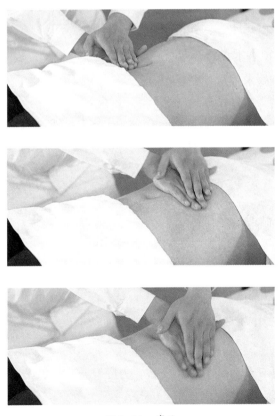

图 3-14　摩法

【操作要求及注意事项】

1. 腕关节要放松，指掌关节自然伸直。

2. 顺时针或逆时针方向均匀往返操作。临床上一般顺时针摩、缓摩为补法，逆时针摩、急摩为泻法。

摩法视频

【临床应用】 摩法刺激轻柔舒适，适用于胸腹部、胸肋部、颜面部。该手法具有健脾和胃、消食导滞、疏肝理气、活血祛瘀、消肿止痛等功效，临床上常配合揉法、推法、按法等以治疗胸脘胀满、脘腹疼痛、泄泻、便秘、消化不良、月经不调、痛经、失眠等症。

（二）叩法

用指端着力或握空拳状，以小指尺侧部分着力，在一定部位或穴位上进行叩击动作，称为叩法。根据术者施术时着力点的不同，叩法可分为中指叩法、三指叩法、五指叩法及空拳叩法。

【手法要领】 术者肩、肘、腕放松，腕发力带动，以指端或小指尺侧部分着力于施术部位（图 3-15）。

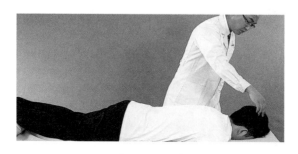

图 3-15 叩法

【操作要求及注意事项】

1. 叩击时用力要稳，轻巧而有弹性，动作要协调灵活。

2. 叩击要有节律，可虚实交替，力度轻重交替，节律刺激，每分钟 100 次左右。

叩法视频

【临床应用】叩法适用于全身各部位，常用于头、肩背、胸及上、下肢。该手法具有疏通经脉、通络止痛、开窍醒脑、消除疲劳的作用，可辅助治疗各种病症。

（三）拍法

用拇指腹或手掌腹面着力，五指自然并拢，掌指关节微屈，使掌心空虚，然后以虚掌作节律地拍击治疗部位，称为拍法。

【手法要领】术者用拇指腹或手掌腹面着力，五指自然并拢，掌指关节微屈，使掌心空虚，腕关节用力带动，以虚掌节律性地拍击施术部位（图3-16）。

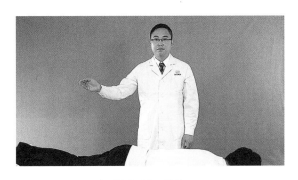

图 3-16　拍法

【操作要求及注意事项】

1. 指实掌虚，利用气体的振荡，虚实结合，要做到拍击声声声清脆而不甚疼痛。

2. 拍法以腕力为主，拍大腿或腰部受力部位可用肩关节用力带动，动作要灵活自如。

拍法视频

3. 一般拍打 3～5 次即可，对肌肤感觉迟钝麻木者，可拍打至表皮微红充血为度。

【临床应用】拍法适用于肩背、腰骶、股外侧、小腿外侧等部。该手法具有行气活血、舒筋通络的功效，主治风湿痹痛、肌肉痉挛、重着麻木等症。

（四）击法

用拳、指尖、手掌侧面、掌根，拿掌或桑枝棒击打一定部位或穴位上，称为击法。

【手法要领】

1.拳击法 轻轻握拳，腕关节放松，肘关节用力屈伸带动拳背有节律地平击在施术部位（图3–17）。

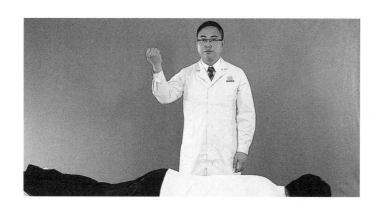

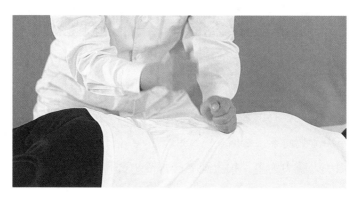

图3–17　拳击法

2.掌击法 五指微屈，手指自然分开，腕关节背伸，肘关节用力屈伸带动掌根有节律地击打在施术部位（图3–18）。

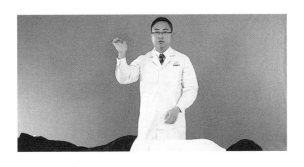

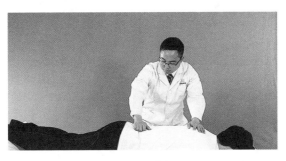

图 3-18　掌击法

3. 侧击法　五指自然并拢，腕关节放松，肘关节用力屈伸带动单手
或双手小鱼际部有节律地击打在施术部位（图 3-19）。

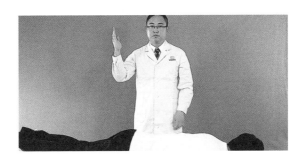

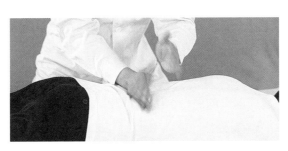

图 3-19　侧击法

4. 指尖击法　拇指伸直，其余四指自然分开屈曲，腕关节放松，前臂用力带动腕关节的屈伸，以使四指指尖有节律地击打在施术部位（图 3-20）。

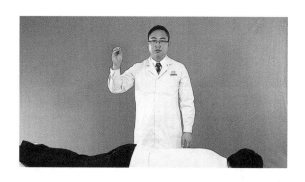

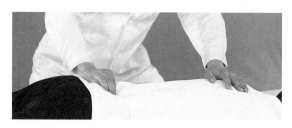

图 3-20　指尖击法

5. 桑枝棒击法　手握桑枝棒一端，前臂用力带动腕关节的反复屈伸，使棒有节律地击打在施术部位。

【操作要求及注意事项】

1. 用力由轻而重，频率由慢而快，或快慢交替，击打动作要协调、连续、灵活。

2. 击打时用力要稳，力量应因人、因病、因部位而异。

击法视频

3. 击打时着力短暂而迅速，要有反弹感，即一击到体表就迅速收回，不可有停顿和拖拉。

4. 击打的方向要与体表垂直。

5. 操作时肩、肘、腕放松，用力均匀，动作连续而有节奏感，击打的部位有一定的顺序。

【临床应用】击法适用于脊柱及臀部、下肢后侧，其中侧击法多用于四肢部、肩颈部，指尖击法多用于头顶，桑枝棒击法多用于肩胛区、腰臀部及下肢后侧。该手法具有舒筋通络、活血祛瘀、行气止痛的作用，常用于颈椎病、四肢痹痛、腰椎间盘突出症、偏瘫、截瘫等疾病的治疗。

（五）啄法

五指自然微屈、分开呈休息位状，以腕关节的屈伸为动力，以诸指指端为着力点，轻快而有节律地击打治疗部位，如鸡啄米状，称为啄法。

【手法要领】

1.腕、指均需放松，以腕力为主。

2.手法要轻快灵活，有节律性，双手配合自如。

啄法视频

【临床应用】啄法为头部常用手法之一。该手法具有镇静安神、醒脑开窍、疏通气血的作用，常用于治疗头痛、失眠、神经衰弱等疾病。

（六）弹拨法

用指端、肘深按于治疗部位，做如拨琴弦样的往返拨动，称为弹拨法。弹拨法分为拇指拨法、屈指拨法、三指拨法、肘拨法（为脊柱用力，为方便比对，方放于此）。

【操作过程】

1.拇指拨法　分以下两步力递进完成：

第一步：用拇指指端深按于施术部位，余四指置于施术部位体表以扶稳（图3-21-1）。

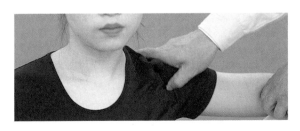

图3-21-1　拇指拨法（第一步）

第二步：腕关节摆动，带动拇指做与肌纤维、肌腱或韧带成垂直方向的往返拨动（图3-21-2）。若单手拇指指力不足时，可以双手拇指重叠进行弹拨。

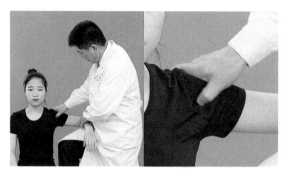

图 3-21-2　拇指拨法（第二步）

屈指、三指拨法的操作同拇指拨法，只是着力部位为指间关节、三指指端。

弹拨法视频

2. 肘拨法　分以下三步力递进完成：

第一步：屈肘，用肘尖部深按于施术部位。

第二步：脊柱用力，拔背、沉肩、收腹、提臀，使力垂直深透。

第三步：肩关节摆动，使肘部做与肌纤维、肌腱或韧带成垂直方向的往返拨动。

【操作要求及注意事项】

1. 在操作时，施术部位要有酸胀感、疼痛感后再做与肌纤维走向成垂直方向的拨动，单项、来回拨动均可。

2. 弹拨时不能在体表摩擦，指下应有弹动感。

3. 压力应视部位、病情和受术者的耐受性而定。

【临床应用】弹拨法基本上适用于全身各部位。该手法有解痉止痛、松解粘连的功效，用于慢性软组织损伤、痛症及关节屈伸不利等的治疗。

（龙翔宇　胥四维）

五、手指用力为主的手法

（一）抹法

用拇指指腹或手掌面紧贴皮肤，略用力做上下或左右缓慢的往返移动，称为抹法。

【手法要领】用单手拇指螺纹面或双手拇指螺纹面紧贴于施术部位，其余四指轻轻扶住受术者体表，拇指稍施力做单向或往返移动（图3-22）。

抹法视频

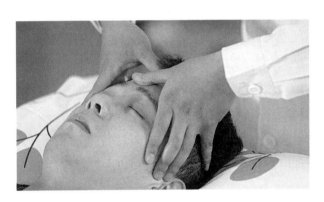

图3-22 抹法

【操作要求及注意事项】

1.四指需扶住受术者体表，使拇指能沉稳地完成手法操作。

2.双手动作要协调、灵活、力量均匀。

【临床应用】抹法常用于头面部、胸腹部、手背、足背部等部位。以拇指螺纹面紧贴皮肤而抹的称拇指抹法，多用于头面部；以食、中、无名、小指四指并拢紧贴皮肤而抹的称四指抹法，多用于胸腹部；以掌面、掌根部紧贴皮肤而抹的称掌抹法，多用于腰背部。该手法有镇静安神、醒脑开窍、清利头目、行气活血等作用。拇指抹法用于治疗头晕、头痛、失眠等症，抹后有眼目清亮、头脑清醒之感；四指抹法常用于治疗腹胀痛、呃逆酸腐等症；掌抹法常用于治疗腰背酸痛等症。

（二）掐法

用指甲按压穴位而不刺破皮肤的手法，称为掐法。常用拇指掐法。

【操作过程】用指甲置于施术部位，以手指用力下压（图3-23）。

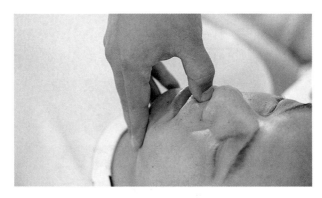

图 3-23　掐法

【操作要求及注意事项】

掐法视频

1. 掐前需取准穴位，用力需由轻渐重。

2. 要垂直用力，不能滑动，以免掐破皮肤。

3. 操作次数一般在 4～5 次，或中病即止，不宜反复长期使用。

【临床应用】掐法适用于全身穴位。该手法有开窍醒神、回阳救逆、疏通经络的功效，常用于晕厥、惊风等的治疗。《幼科推拿秘书》曰："掐者，用大指甲，将病处掐之。"《厘正按摩要术·立法》载："掐之则生痛，而气血一止，随以揉继之，气血行而经舒也。"

（三）捏法

拇指与其他手指相对用力挤压受术部位的手法，称为捏法。

【操作过程】术者以拇指与其他手指的指腹相对用力挤压肌肤（图3-24）。捏法有二指捏法、三指捏法、五指捏法等；二指捏法为拇指与示指中节桡侧或示指末节指腹相对用力，三指捏法为拇指与示、中二指相对用力，五指捏法为拇指与其余四指相对用力。

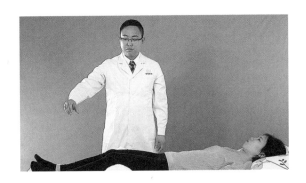

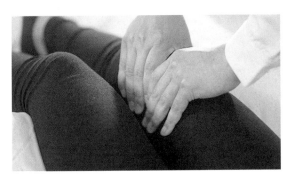

图 3-24　捏法

【操作要求及注意事项】

1.用力要柔和均匀，指间关节做连续不断、灵活轻巧的挤捏，双手同时操作要协调、有节律性。

2.指捏软组织时，指间关节应尽量伸直，以增加手法的接触面积，不要用指端抠抓。

捏法视频

3.通常边挤捏边沿肢体纵轴方向移动。

【临床应用】捏法可用于背脊、四肢及颈项部。该手法具有健脾和胃、疏通经络、保健防病的作用，用于治疗小儿疳积、腹泻、呕吐、消化不良等症。

（四）拿法

捏而提起谓之拿。《秘传推拿妙诀》曰："拿者，医人以两手指或大指或各指于病者应拿穴处或掐或捏或揉，皆谓之拿也。"

【操作方法】术者用五指掌指关节同时用力，使拇指与其他手指的螺纹面相对夹住肌肉并将其垂直提起，并慢慢放松（图3-25）。拇指与示指、中指掌指关节协同用力，称为三指拿法；拇指与其余四指掌指关节协同用力，称为五指拿法。

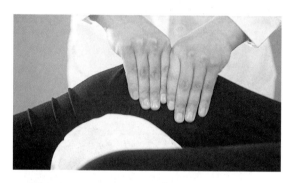

图3-25　拿法

【操作要求及注意事项】

1. 操作时肩臂要放松，腕要灵活，以腕关节和掌指关节活动为主，以螺纹面为着力点，不要用指端、指甲抠掐。

拿法视频

2. 指间关节应尽量伸直，以增加手法的接触面积。

3. 操作动作要缓和、连贯，不能断断续续。

4. 拿取的部位要准，用力由轻到重，再由重到轻，不可突然用力。

【临床应用】拿法主要用于颈项部、肩背部及四肢部。该手法有疏通经络、解表发汗、镇静止痛、开窍醒神的功效，用于治疗头痛、项强、四肢关节肌肉酸痛等症。

六、综合类

摇法、牵抖法、腰部大推拿等手法用于不同部位的用力方法不同，或需多人协同操作，故归为综合类手法。

（一）摇法

使关节或半关节做被动的环转运动，称为摇法。根据部位不同，摇法又分为颈、肩、肘、腕、腰、髋、膝、踝摇法。

【操作方法】

1.颈椎摇法　受术者取坐位，颈项放松，略前屈。术者立于一侧，一手扶住顶枕部，另一手托其下颌，双手相对用力，环转摇动患者头部，带动颈椎环转摇动；或术者一手扶住受术者枕项部，另一手托住下颌部，在保持一定向上牵引力的状态下做颈椎环转摇动（图3-26）。

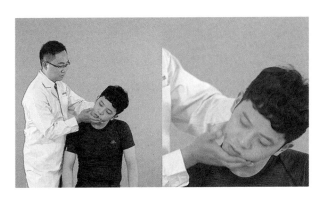

图 3-26　颈椎摇法

2.肩关节摇法

（1）握手摇肩法　受术者坐位或仰卧位，上肢自然放松下垂。术者站于受术者侧方，一手扶住其肩部，另一手握其手，然后摇动肩关节，使之做顺时针或逆时针旋转运动。见图3-27。

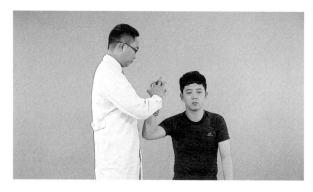

图 3-27　握手摇肩法

（2）托肘摇肩法　受术者坐位或仰卧位，术者站于其侧，一手扶住其肩关节上部，另一手托起受术者屈曲的肘部，然后做缓慢的顺时针或逆时针环转运动；也可双手分别托住肘部和前臂摇动。

（3）扶肘摇肩法　受术者坐位，肩关节放松，受术者受术的上肢自然屈肘。术者站于其侧后方，一手扶住患者的肩上部，另一手扶住其肘部，做肩关节的环转运动。

（4）大幅度摇肩法　又称运肩法。受术者坐位，上肢放松、自然下垂。术者于其前外方，两足前后开立呈前弓步，两手夹住受术者的腕部，然后慢慢地将其上肢向上向前托起，位于下方的手逐渐翻掌，当上举至最高点时，一手虎口向下握住其腕部，另一手以虎口部从腕部沿上肢轻抹至肩部，随即虎口转180°；一手继续引导受术者的手臂环转向下，同时另一手的虎口继续轻抹上肢至腕部，如此周而复始。

3.肘关节摇法　受术者坐位或仰卧位。术者以一手托住其肘后部，另一手握住腕部，两手协调施力，使肘关节做环转摇动。

4.腕关节摇法　受术者坐位或仰卧位。术者双手合握其手掌部，以两手拇指分按于腕背侧，余指端扣于大小鱼际部。两手臂协调用力，在稍牵引的情况下做腕关节的环形摇转运动；或一手握其腕上部，另一手握其指掌部，在稍牵引的情况下做腕关节的摇转运动。

5.腰椎摇法

（1）坐位腰椎摇法　受术者坐位，双手十指交叉相扣并勾住枕项部。术者坐或站于其侧后方，一手按住其腰部，另一手从患者腋下穿过扣住其项部，两手协同用力，缓缓摇转其腰部（图3-28）。

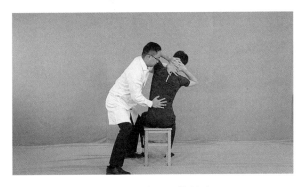

图 3-28 坐位腰椎摇法

（2）仰卧位腰椎摇法 受术者仰卧位，屈髋屈膝，双膝并拢。术者双手分按其两膝部或一手按膝，另一手按于足踝部，两手臂协调用力，做环形摇转运动（图3-29）。

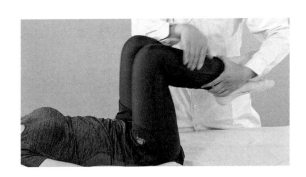

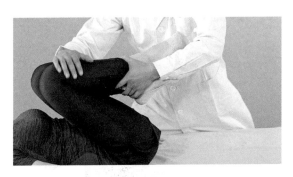

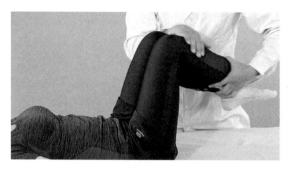

图 3-29　仰卧位腰椎摇法

（3）俯卧位腰椎摇法　受术者俯卧位。术者一手掌按其腰部，另一手从其双膝下穿过将下肢抬起，然后两手协同用力，在腰部后伸的状态下缓缓摇转其腰部（图 3-30）。

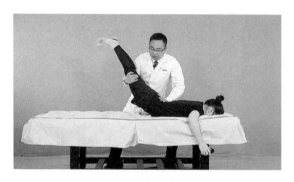

图 3-30　俯卧位腰椎摇法

6. 髋关节摇法　受术者仰卧位。术者站于其体侧，先将其一腿屈髋屈膝，再一手扶住其膝部，另一手握其足踝部或足跟部，将髋关节屈曲到 90°左右，然后两手臂协调用力，使髋关节做环转摇动（图 3-31）。

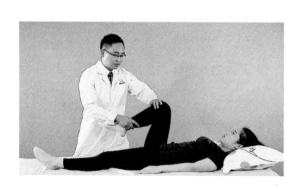

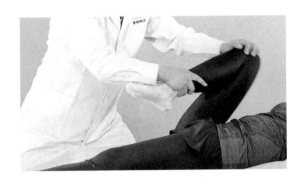

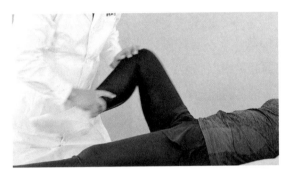

图 3-31　髋关节摇法

7. 膝关节摇法　受术者俯卧位，一侧下肢屈膝。术者一手扶按股后部以固定，另一手握住足踝部，做膝关节的环转摇动。或受术者仰卧位，术者将受术下肢屈髋屈膝，一手托扶其腘窝处，另一手握其足踝部，进行环转摇动（图 3-32）。

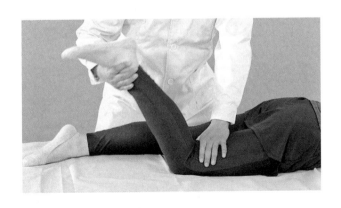

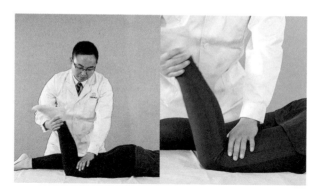

图 3-32　膝关节摇法

8. 踝关节摇法　受术者仰卧位或坐位，下肢伸直。术者坐于其足端，用一手托握起足跟以固定，另一手握住足趾部，在稍用力拔伸的情况下，做踝关节的环转摇动。或受术者俯卧位，术者将受术下肢屈膝约90°，然后一手扶按足跟，另一手握住足趾部，两手协调施力，做踝关节的环转摇动（图 3-33）。

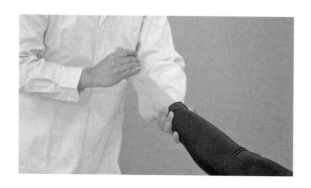

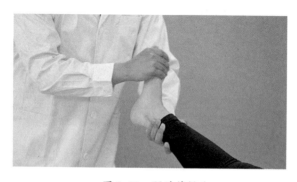

图 3-33　踝关节摇法

【操作要求及注意事项】

1. 摇转的幅度应由小到大，且尽量限制在正常关节生理活动范围内，不要超出最大病理限制位；或在患者能忍受的范围内进行。

摇法视频

2. 摇转的动作要缓和，用力要平稳，摇动速度宜缓慢。

3. 对于习惯性关节脱位、椎动脉型颈椎病及骨折等病症，禁止使用该部的关节摇法。

【临床应用】 摇法主要适用于四肢关节、颈项、腰部等。该手法具有滑利关节、舒筋通络、预防和解除粘连、改善关节运动功能等作用，常用于治疗颈椎病、落枕、肩周炎，以及四肢关节扭挫伤等各关节疼痛屈伸不利等症。

（二）牵抖法

以双手或单手握住患肢远端，并维持一定的牵引力，做较大幅度的上下抖动，使患肢关节、肌肉有松动感，称为牵抖法。牵抖法可用于腰部、肩关节和髋关节，临床上以腰部牵抖法常用。

1. 牵抖腰部

【姿势要求】 受术者俯卧位，两手拉住床头或由助手固定其两腋部。术者以弓步站于受术者足部床尾（图 3-34）。

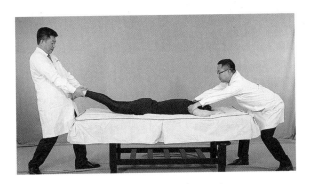

图 3-34 牵抖腰部

【操作过程】分以下两步力递进完成：

第一步：脊柱用力牵引。两手握住受术者两足踝部，两臂伸直，挺腰并身体后仰，深吸气后用腰力向足端方向缓缓牵引其腰部。

牵抖法之腰部
视频

第二步：抖动。维持一定的牵引力，待受术者腰部放松后，术者用腰腹部的力带动肩膀，手臂部瞬间用力，做 3 ～ 5 次较大幅度的抖动，抖动之力作用于腰部，使其产生较大幅度的波浪状运动。

2. 牵抖肩关节

【姿势要求】受术者坐位，助手可固定其同侧腋部。术者自然站于其侧。

【操作过程】分以下两步力递进完成：

第一步：脊柱用力牵引。两手握住受术者的腕关节，并使腕关节保持屈腕状态，术者挺腰稍往后挺，先做一定时间的牵引，待肩关节已被牵引时，保持牵引力（图 3-35-1）。

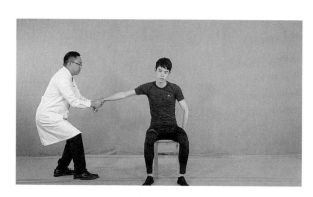

图 3-35-1　牵抖肩关节（第一步）

第二步：腕关节用力。术者双腕用力持续抖动上肢远端，行 7 ～ 10 次较小幅度的抖动，使抖动力作用到肩关节。

牵抖法之肩部
视频

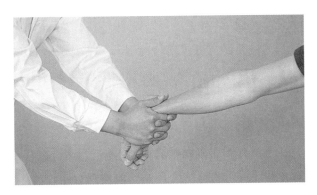

图 3-35-2　牵抖肩关节（第二步）

3. 牵抖髋关节

【姿势要求】受术者俯卧位，两手拉住床头或由助手固定其两腋部。术者以弓步站于受术者足部床尾（图 3-36）。

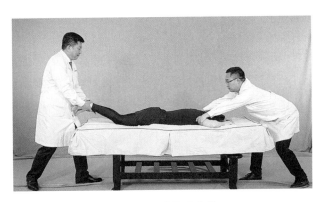

图 3-36　牵抖髋关节

【操作过程】分以下三步力递进完成：

第一步：腕关节用力。术者两手握住受术者的踝关节，腕关节用力使踝关节保持跖屈状态。

第二步：脊柱用力牵引。术者挺腰稍后倾，先做一定时间的牵引，待髋关节已被牵引时，保持牵引力。

第三步：前臂用力。术者屏气，前臂及腕关节协同用力，持续抖动下肢远端，行 7 ～ 10 次较小幅度的抖动，使抖动力作用到髋关节。

牵抖法之髋关节视频

【操作要求及注意事项】

1. 要将牵引力同抖动力有机地结合起来。牵引是第一步，然后是维持牵引力抖动。腰部牵引时是行瞬间的突然较大幅度的抖动，要把握好抖动的时机。

2. 腰部牵引时，必须在挺腰且身体后仰下进行抖动，否则容易损伤术者腰部；并适当屏气，否则抖动力可能不够。

3. 抖动要连贯，频率要一致。腰牵抖时腹部尽量少撞击床面。

4. 四肢长骨骨质疏松者禁止牵抖肩、髋关节。

【常出现的问题】

1. 发力 用上肢的力去牵引而不是脊柱的力，导致上肢僵硬，影响抖动。

2. 其他 没有在屈腕或踝跖屈的状态下操作，影响力量传递到肩、髋关节，并容易导致腕、踝关节损伤。

【临床应用】牵抖法的作用有别于抖法。抖法的作用主要是使肌筋及关节放松；牵抖法的作用主要是滑利关节，复位和松解粘连，瞬间作用力较强。牵抖法主要适用于腰部、肩关节和髋关节，主治肩臂疼痛及腰、髋疼痛等症。

【与院校教材对比】教材中无牵抖法，根据描述，健翔牵抖法与教材抖法较相似，但教材抖法无抖腰操作，上肢、腕关节及下肢的抖动未言明发力部位，"用双手握住……然后……抖动"，发力部位应是前臂，以前臂力牵拉则前臂紧张，再以前臂力抖动则抖动相对困难。而健翔牵抖法以脊柱发力牵引，解放了前臂，并在腕屈或踝跖屈下抖动，抖动更容易，力更能传递至作用部位。

（三）腰部大推拿

在牵拉的基础上，对受术者腰部施以按压的手法，称为腰部大推拿。

【姿势要求】受术者俯卧位，助手固定其两腋部。术者以弓步站于按摩床边。

【操作过程】分以下两步完成：

第一步：术者一用两手握住受术者两足踝部，两臂伸直，挺腰并身体后仰，深吸气后用腰力向足端方向缓缓牵引其腰部。

第二步：术者二在受术者被牵引住的基础上，用手交叉置于腰椎两侧，脊柱用力向下按压 5 ～ 10 次。

【操作要求及注意事项】腰部大推拿为牵拉结合按压的手法，牵引是第一步，但不可使受术者腹部离开床面，以免在按压时损伤腰椎。

【临床应用】腰部大推拿的作用主要是使肌筋及腰椎关节放松，对神经根的卡压有减压效果；主要用于腰椎间盘突出症引起的坐骨神经痛。

（龙翔宇　王　刚）

第四章

临床常见病推拿

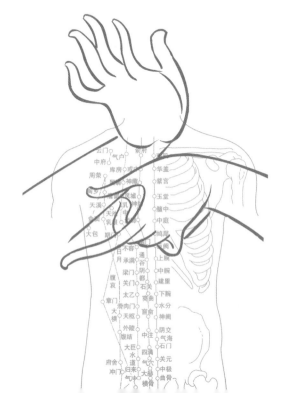

一、颈部

（一）落枕

落枕是临床常见疾病，以急性颈项部肌肉痉挛、强直、酸胀、疼痛、活动受限为主要表现，属于颈部急性软组织扭伤或颈椎小关节功能紊乱。

【诊断要点】

1. 突发疼痛 急性起病，多为睡觉前无任何症状，醒后觉颈部疼痛，多为晨起颈部一侧或两侧酸胀疼痛，有时可引起头部胀痛，或头部转动突然失灵，强迫向一侧偏歪。

2. 颈部强直压痛 患侧肌肉痉挛、僵硬，向健侧偏斜。颈部肌肉痉挛压痛，触之如条状或块状，受损肌肉的起止点及肌腹压痛明显。

3. 活动受限 受损肌肉痉挛，颈部活动受限；关节滑膜嵌顿而关节交锁，滑膜水肿而疼痛，甚至关节滑膜水肿刺激窦椎神经而引起局部放射痛。

4. 辅助检查 X线检查多提示颈椎曲度变直，排除其他脊柱病变。本病应与肌肉扭挫伤和颈型颈椎病相鉴别。

【分型分期】

1. 分型

（1）肌肉型 以疼痛为主，功能障碍为辅，压痛点与痛点一致。压痛点多位于棘旁（斜方肌）、横突（斜角肌）。本型分为痉挛期、恢复期。

（2）嵌顿型　以颈活动障碍为主，疼痛为辅，压痛点与症状表现不相称。寰枢关节半脱位者颈部旋转活动障碍尤其明显，呈强制体位，压痛点位于风池穴，一侧压痛明显。第4颈椎以下关节嵌顿则低头、抬头障碍，抬头障碍比低头障碍常见。本型可分嵌顿期、水肿期、恢复期。

2. 分期

（1）嵌顿期　指起病数小时之内，有颈椎小关节错缝、滑膜嵌顿，表现以颈椎活动受限或者一侧偏歪为主。该期主要为小关节功能紊乱患者所特有。

（2）水肿期（痉挛期）　一般指起病3天之内，滑膜嵌顿如不能及时解除，滑膜可因关节的挤压而造成严重损伤，表现为滑膜水肿；或颈部肌肉处于持续紧张状态而导致静力性损伤，肌肉等软组织水肿痉挛。其共同特点是疼痛，因为疼痛而影响颈部活动度。

（3）恢复期　该期一般指起病3～7天，嵌顿解除，炎症水肿消退，滑膜和关节囊损伤仍处于恢复状态，肌肉痉挛基本解除，疼痛逐渐减轻，颈部活动度趋于正常，仅表现为颈部僵硬酸痛，活动欠利。

【推拿治疗】落枕根据发病时受累的组织和病理改变不同，推拿治疗的侧重点也有所变化。肌肉型落枕的推拿治疗重点是缓解肌肉紧张、痉挛，舒筋活血为主；嵌顿型落枕要对颈椎的小关节进行整复。嵌顿期、水肿期（痉挛期）手法用力宜轻，恢复期手法可适当加重。

1. 肌肉型　推拿手法以理筋为主，嵌顿滑膜水肿者根据节段附近及节段的脊神经支配区域，肌肉痉挛者针对相应的肌肉进行治疗。

（1）患者取坐位，放松。术者站在患者侧后方，检查患者活动受限方向和受累肌群，重点检查竖脊肌、斜方肌和胸锁乳突肌。

（2）以拇指推法、擦法放松健侧的竖脊肌和斜方肌，从上向下操作，时间1～2分钟，力量宜轻柔。

（3）交替使用拇指推法、擦法和拇指按压弹拨法，按揉放松患侧的竖脊肌和斜方肌，从上向下操作，时间1～2分钟。

（3）在痉挛处或者结节条索，或者是明显的压痛点，进行中等量的拇指按压弹拨法和拇指推法，时间 2～3 分钟。

（4）用拇指推法对患侧的胸锁乳突肌进行疏通松解，时间 2 分钟。

（5）用拿法松解斜方肌和肩井穴，时间 1 分钟。

（6）点按风池、天柱、肩井、天宗、落枕穴，时间 3 分钟。

做颈部前屈、后伸、侧屈、旋转等个方向的被动牵拉，时间 2 分钟。

2. 嵌顿型　可在松解肌肉痉挛的基础上，选用以下其中一种手法，必要时可混合使用。

（1）旋转复位法　多用于上颈段关节嵌顿，尤其是寰枕关节、寰枢关节。手法要领是：屈颈，术者一手于前绕过患者一侧下颌拉对侧下颏，另一手扶压后枕顶部，双手相向用力旋转头部至最大活动度，然后突然小幅度用力扳动颈部。屈颈的程度与关节的位置有关，越往上则颈部屈曲程度越大。

（2）侧扳法　一手拇指顶住患病节段，另一手于对侧耳尖上颞部相对用力侧偏头部至最大活动度时突然发力扳动。该手法主要用于中段（颈 3～5）关节嵌顿。

（3）牵拉斜扳法　患者仰卧或坐位仰靠于术者腹部。术者双手拉双下颌部向后上方（头顶方向并后伸）牵拉 2～3 分钟，感觉患者放松时突然在牵引状态下斜扳颈部。本手法适用于下颈段（颈 5 以下）关节嵌顿。

当一种手法复位不彻底时，可共用其他两种手法。关节嵌顿的患者往往同时由于窦椎神经的刺激而伴随肌肉紧张，而其紧张程度与嵌顿程度及嵌顿的时间长短有关。一般来说，手法解除关节嵌顿后症状即消失，对于 3～5 小时以内就诊的患者不需要再做其他治疗。

（二）颈型颈椎病

颈型颈椎病是指在颈部肌肉、韧带、关节囊急慢性损伤，椎间盘退化变性，椎体不稳，颈椎关节增生狭窄等的基础上，机体受风寒侵袭、感冒、疲劳、睡眠姿势不当或枕高不适宜，使颈椎过伸或过屈，导致颈椎关节滑膜水肿炎症，颈项部某些肌肉、韧带、神经受到牵张或压迫而出现颈部胀痛、活动欠利为主要临床表现的疾病。

【诊断要点】

1. 颈项疼痛　颈部疼痛，也可出现整个肩背疼痛，上颈段病变可伴有头痛、颈痛牵引至后枕痛。

2. 颈部强直压痛　颈部僵硬强直，点头、仰头及转头活动受限，长时间低头劳累明显。病变部位压痛明显，无放射痛，压痛点常出现在颈椎旁肌、胸 1 ～ 7 椎旁或斜方肌、胸锁乳突肌，冈上肌、冈下肌也可有压痛。

3. 反射性上肢痛　患者可出现反射性肩臂和手部疼痛、胀麻，咳嗽或打喷嚏时症状不加剧。多数患者疼痛、麻木不超过肩部，但是如果合并前斜角肌痉挛，则可出现上肢放射性疼痛与麻木。

4. 影像学提示颈椎退变　X 线片显示颈椎曲度变直或轻度梯形变、颈椎关节增生；CT、MRI 检查提示椎间盘变性或突出。

本病应与落枕及颈部扭伤等相鉴别。

【分型分期】

1.分型

（1）上颈型（枕大神经型）　主要表现为上颈段疼痛，连及后枕，或偏头痛，枕下三角（风池穴）、第 2 颈椎横突有压痛、放射痛。

（2）下颈型　主要表现为颈背部酸胀疼痛，中、下斜角肌或第 4 颈椎以下棘旁压痛。

2.分期

（1）急性期　疼痛剧烈，伴随颈部活动障碍。一般指起病 3 天之内，颈部肌肉处于持续紧张状态导致静力性损伤，肌肉、筋膜等软组织水肿痉挛，活动受限；颈椎关节滑膜处于炎症水肿状态。

（2）迁延期　一般指起病 3 ～ 7 天后，急性炎症水肿消退，颈部肌肉、关节滑膜处于恢复状态，仍有疼痛和反射性肌痉挛，表现为颈部僵硬疼痛，活动欠利。

【推拿治疗】颈型颈椎病的推拿治疗主要以放松颈肩部痉挛肌群为主，注意同一部位操作时间不宜过长，急性期用力宜轻柔，迁延期可适当加力，但也不宜过猛，避免加重局部炎性水肿而引起肌肉保护性痉挛；必要时可行颈椎小关节的整复手法，多使用定点旋转复位法、后伸复位法，以调整关节而改善颈椎症状。

1.上颈型

（1）用拇指推法和拇指按压弹拨法交替按揉寰枕间隙，并放松重点的痉挛肌群——乳突后胸锁乳突肌、头颈夹肌、斜方肌等附着点，时间2～3分钟。

（2）点按风池穴、翳风穴、天柱穴、风府穴，有酸胀感或者向后枕部放射感，时间2～3分钟。

（3）用拿法和按压弹拨法交替放松斜方肌上段和头颈夹肌，时间1～2分钟。

（4）对双侧胸锁乳突肌被动伸展拉伸，时间1～2分钟。

（5）一边用肘关节抵住受术者下巴，另一只手托住后枕部向上牵引颈部，并做颈部的被动旋转，动作缓慢，双侧交替，每侧3～5次。

2.下颈型

（1）患者坐位，用擦法放松斜方肌等浅层肌肉，时间2～3分钟。

（2）用按压弹拨法、拇指推法放松头颈夹肌，由上到下，时间2～3分钟。

（3）寻找并用点按法按压明显的压痛点和结节、条索样改变，重点在正中线、棘突旁线（对应关节突关节）、横突线，以及肩胛内缘、肩胛内上角、冈上窝和冈下窝，以局部酸胀或有牵扯痛为度，时间3～5分钟。

（4）穴位点按，重点为百劳穴、肩中俞、肩井穴、天宗穴等，时间2～3分钟。

颈背治疗手法
视频

（5）触诊棘突，结合颈椎 X 线片，对有错位的关节进行手法复位，一般采用低头摇正法。

（6）颈部反向被动拉伸，时间 1～2 分钟。

（三）椎动脉型颈椎病

椎动脉型颈椎病是因为颈椎椎体及周围组织病变致使椎动脉受压迫或刺激而引起其供血不足，产生眩晕、头痛、视觉障碍、突然摔倒，同时伴有颈部疼痛等一系列症状的颈椎病。

【诊断要点】

1. 颈源性眩晕（椎－基底动脉缺血征）和猝倒病史者，除外眼源性和耳源性眩晕，跳痛或胀痛样头痛、偏头痛。

2. 旋颈诱发试验阳性。

3. X 线检查示椎体间关节失稳或钩椎关节骨质增生。

4. 一般伴有恶心、呕吐、心动过缓或心动过速及心律失常等较明显的交感神经症状。

【分型分期】

1. 分型

（1）退变型　多见于老年患者，包括增生、椎间隙变窄、颈椎失稳引起的颈椎病，症状缓解慢，容易反复，颈部症状相对较轻。

（2）功能型　主要为中青年患者，影像学检查无明显退变，以颈椎关节功能紊乱和肌肉功能突然改变为主要病因。有眩晕或交感神经症状，往往伴随明显的颈部症状，包括疼痛、活动障碍。

2. 分期

（1）急性期　初起病，眩晕甚至不能站立及睁眼；交感神经型出现明显的恶心、呕吐、心悸、出汗。

（2）迁延期　急性发作期经治疗症状明显缓解者，或起病时自觉头晕，但无明显眩晕，偶有恶心、心悸、冷汗。

【推拿治疗】不同类型、不同时期的椎动脉型颈椎病临床表现也有所不同，推拿治疗的侧重点也有所变化。手法治疗的方向在于舒缓颈部痉挛的软组织，尤其是寰枕部，推拿寰枕、寰枢关节可恢复颈椎正常力学结构，缓解因颈椎失稳或后关节紊乱带来的椎动脉及交感神经的刺激。功能型根据关节位置采取旋转提拉、斜扳、侧扳法以整复关节治疗；退变型原则上不宜行手法复位治疗，同时应通过手法强化颈部肌肉功能，稳定颈椎。

1.急性期

（1）体位选择：患者一般宜采取坐位，眩晕发作严重者宜采取仰卧位。急性期治疗之初应避免使用俯卧位，可避免因手法下压使颈椎过伸带来椎动脉牵张，刺激血管壁的本体感受器引起血管痉挛，加重供血不足，以及刺激交感神经而加重眩晕。

（2）运用轻柔的擦法、拿法、揉法放松颈肩部的肌群，尤其是出现保护性痉挛的肌群。一般保护性痉挛的肌群呈左上、右下或右上、左下的"X"形分布，重点是放松寰枕部的肌群，如头后大小直肌、头上下斜肌，头侧直肌等；并依次放松颈横突间前后肌、颈阔肌、斜角肌、胸锁乳突肌。手法放松以颈椎正常活动范围内无明显肌肉牵拉感，可轻松提起双侧肩部肌肉为度。

（3）若使用轻柔的手法放松颈部时仍会出现眩晕症状加重，可循经按摩手三阳经，并点按各经络经穴，手法以顺经为向，即由手走头。可用指掐关冲、少泽、商阳等穴，拇指点按中渚、外关、三阳络、后溪、腕骨、小海、合谷、阳溪、手三里等穴。

（4）对退变型患者使用整复手法，手法调整时不宜使用常规的扳法。因此类患者的颈椎关节突关节多已退变，扳法易造成关节损伤或关节囊松弛从而加重颈椎失稳。手法调整需要术者仔细触诊颈部深层肌群，找到深层紧张的肌肉及关节失稳的椎体节段，然后在持续牵引的状态下用拇指、食指调整椎体。

（5）持续性牵引时，患者采取去枕仰卧位，患者双手自然放在身体两侧，嘱患者切勿握拳或抓住床沿。牵引时，术者一手牵拉下颌，一手托住后枕进行牵拉，双手尽量贴紧患者皮肤，牵引时不应发生接触部位皮肤的移动，以免因皮肤牵拉不适致使患者无法完全放松，影响牵引效果。牵引时以不牵动患者身体移动为前提，注意牵引力应由小逐渐加大，在即将牵动患者身体发生移动时保持该力量，并持续牵拉。牵引的方向应视颈椎生理曲度及侧弯程度而做调整，基本方向为面部端平，水平向头顶方向牵拉。术者感觉到颈椎间隙被牵拉开后，用托住后枕部的手拇指、食指二指压该节段椎体横突后结节、关节突的方法来调整椎体位置。

（6）对功能型患者，尤其是寰枕关节、寰枢关节及单节段关节突错位者，确诊节段后，一般取仰卧位，稍做牵拉后稳定下段颈椎只做寰枕关节及寰枢关节的复位，定点复位可减少对其他椎体关节突造成的影响，减少颈椎失稳发生的可能。对于关节突关节错位的患者，在手法整复后，应注意改善颈椎侧屈，尤其是对横突间前后肌的治疗，方可稳定整复手法的效果。值得注意的是，整复手法应在充分放松颈肩部肌肉后进行，整复时不应过度追求关节的弹响声，应以手下骨性结构及软组织紧张度为准。整复后应注意再次仔细触诊，明确整复效果。

（7）按摩头面部经穴，可先后使用以下手法：开天门，推坎宫，拇指分推前额；叠指按揉睛明、攒竹、鱼腰、瞳子髎、丝竹空等穴，点按以眼眶湿润为度；大鱼际揉太阳穴；拇指、食指捏揉双侧外耳，以耳郭发红、发热为度；拇指指压、拿头部五经，方向由前发际至后发际；五指敲头部，由前往后，频率由 60 次 / 分钟逐渐减缓至 10 次 / 分钟，力量由稍重逐渐减轻，敲法以指尖有胀感为最大力度，以轻触头皮为最小力度，一般操作 1 分钟。

2.迁延期

（1）体位选择　患者一般宜采取坐位或仰卧位，可短时间采取俯卧位；若胸椎曲度过大的患者应予胸部垫薄枕（3～5cm）为宜。

（2）可运用揉、拿、揉法柔和、均匀地放松颈肩部。在放松的过程中，留意颈部各肌群的肌肉弹性及张力。手法放松以颈肩部无明显压痛点为度。

（3）患者先采取仰卧位，进行摩腹手法治疗，以调理脾胃，升提清阳。施术者应注意搓热双手后再施手法。若施术者平素手脚冰凉，应加强自身功法锻炼，改善气血，施手法治疗时方可手到病除。

椎动脉型颈椎病视频

（4）循经按摩手、足三阳经，以足阳明胃经为主，手法以补法为主，补益气血，升提阳气。若患者头部昏蒙感明显者，应加强手、足少阳经的循经按摩并点按腧穴。

（5）患者俯卧位，进行督脉推擦法，先予掌根推法数次，再予小鱼际擦法，由鸠尾穴至大椎穴，以皮肤潮红、肤温触及热手为度。施术时，应注意患者腹背部的保暖，避免风吹或空调温度过低。

（6）患者取坐位，嘱患者低头。术者用双手拇指点按其双侧风池穴，同时嘱患者吸气时抬头，呼气时低头，低头、抬头以患者正常活动为度。术者根据患者肌肉力量的强度，双拇指给予相应阻力，阻力应比患者力量略小，同时阻力应保持均匀。同样的方法，依次予患者对抗低头、左右侧屈等方向的颈部活动，从而强化颈部各肌群的力量。

（7）最后，以按摩头面部经穴为主，可先后使用以下手法：开天门，推坎宫，拇指分推前额；叠指按揉睛明、攒竹、鱼腰、瞳子髎、丝竹空等穴，点按以眼眶湿润为度；大鱼际揉太阳穴；拇指、食指捏揉双侧外耳，以耳郭发红、发热为度；拇指指压、拿头部五经，方向由前发际至后发际；五指敲头部，由前往后，频率由60次/分钟逐渐减缓至10次/分钟，力量由稍重逐渐减轻，敲法以指尖有胀感为最大力度，以轻触头皮为最小力度，一般操作1分钟。

（四）神经根型颈椎病

神经根型颈椎病是指因颈椎间盘退变突出、颈椎增生或失稳，或椎管内黄韧带增厚压迫神经，导致神经炎症性反应而出现以肩背痛、上肢放射痛、麻木为主要症状的疾病。

【诊断要点】

1. 颈痛 在受累脊柱神经及其后支支配区，如耳后（风池穴）、肩臂、胸前、肩胛骨内上角、椎旁肌及斜方肌等均可有压痛，椎旁可扪及条索状或结节状反应物和压痛点。

2. 放射痛 主要表现为与脊神经根分布区相一致的感觉、运动及反射障碍。如病变在颈5～胸1，则疼痛主要分布在臂丛神经分布区，即所谓颈、肩、臂、手疼痛综合征；咳嗽、打喷嚏，甚至深呼吸，均可诱发疼痛加剧。平时可伴有麻木、酸胀或烧灼感，夜间尤甚。患者睡眠时往往患肢向上，喜取屈肘侧卧位。

3. 特殊检查 神经根牵拉试验、压顶试验阳性。

4. 影像学检查 X线片上可显示颈椎曲度改变、椎节不稳及椎体关节增生；CT或MRI检查显示髓核突出与脱出，脊神经根受压迫。临床表现与影像学上异常所见的节段相一致。

神经根型颈椎病的诊断要点是症状加影像，而神经根压迫试验及肌力、感觉、反射等体征的改变是用于衡量其程度及分期、分型的主要指标。

本病应与腕管综合征、胸廓出口综合征、肩周炎等相鉴别。

【分型分期】

1. 分型

（1）压迫型 有颈痛及神经放射痛的症状，神经压迫试验（臂丛神经牵拉试验、压顶试验）阳性或曾经阳性，肌力、感觉正常。

（2）损伤型 以神经损伤引起的麻木症状表现为主，肌力、感觉、反射有1项以上异常，肌电图提示神经损伤。

2. 分期

（1）急性期 以神经炎性水肿为主要病理变化，疼痛是主要的临床表现。一般指起病7天内，上肢放射痛剧烈，工作、生活受到严重影响。臂丛神经牵拉试验及椎间孔挤压试验强阳性，棘突旁有明显的压痛与放射痛。

（2）**亚急性期**　一般指急性起病 7 天以后（个别未经治疗的患者病程可更长），上肢疼痛症状与神经根压迫的体征均有所缓解；慢性起病，近日逐渐加重者上肢放射痛较明显，但尚可忍受，同时臂丛神经牵拉试验、椎间孔挤压试验阳性，棘突旁深压痛伴轻微放射痛。

（3）**迁延期**　症状反复，时轻时重，没有明显的根性压迫体征。经治疗症状明显缓解，或上肢轻微疼痛、麻木，臂丛神经牵拉试验及椎间孔挤压试验呈弱阳性或阴性，颈部深压痛，或无压痛及放射痛。

【**推拿治疗**】

1.急性、亚急性期

（1）**肌肉痉挛推拿方法**　以理筋为主，嵌顿滑膜水肿者根据节段附近及节段的脊神经支配区域，肌肉痉挛者针对相应的肌肉进行治疗。一般先用介质做拇指推、拇指揉，再做拇指按压弹拨，拿揉远端的肌肉。

①患者取坐位，放松。术者站在患者侧后方，检查患者活动受限方向和受累肌群，重点检查竖脊肌、斜方肌和胸锁乳突肌。

②以㨰法、拇指推法等轻柔健翔理筋手法为主，按揉健侧的竖脊肌和斜方肌，从上向下操作，时间 2～3 分钟。

③检查受累肌群，找到痉挛或结节条索，或者是明显的压痛点，进行中等量的点按法、拇指按压弹拨法，时间 2～3 分钟。

④检查患侧的胸锁乳突肌，用推法进行疏通松解，时间 2 分钟。

⑤用拿法松解斜方肌和肩井穴，时间 1 分钟。

⑥用点按法点按风池、天柱、肩井、天宗、落枕穴，时间 3 分钟。

⑦对颈部进行前屈、后伸、侧屈、旋转等各个方向的被动牵拉活动，时间 2 分钟。

（2）**神经根刺激征明显推拿手法**

①以㨰法、拇指推法等轻柔手法放松椎旁痉挛肌群，时间 3～4 分钟。

②在责任椎体旁进行点按，以出现放射痛、患者能耐受为度，时间 3～5 分钟。

③对颈部进行牵引拔伸，时间 1～2 分钟。

④对患侧神经进行牵拉，时间 1～2 分钟。

（3）颈椎关节强直推拿　手法整复以解除嵌顿。常用手法为旋转复位法、侧扳法和牵拉斜扳法（详见本章落枕部分的介绍）。

2.迁延期

（1）患者坐位，以滚法、拇指推法等轻柔手法放松斜方肌等浅层肌肉，时间 2～3 分钟。

（2）用拇指按压弹拨法放松头颈夹肌，由上到下，时间 2～3 分钟。

（3）触诊明显压痛点和结节、条索样改变，重点在正中线、棘突旁线（对应关节突关节）、横突线，以及肩胛内缘、肩胛内上角、冈上窝和冈下窝等，时间 2～3 分钟。

（4）点按明显压痛点和条索样改变组织，局部酸胀或有牵扯痛为度，时间 3～5 分钟。

（5）穴位点按，重点为天柱、风池、百劳、肩中俞、肩井、天宗等穴，时间 2～3 分钟。

（6）触诊棘突，结合颈椎 X 线片，对有错位的关节进行手法复位，一般采用低头摇正法。

（7）对颈部反向被动拉伸，时间 1～2 分钟。

（五）脊髓型颈椎病

脊髓型颈椎病是指由于颈椎外伤或退变（突出、增生、失稳、韧带增厚）压迫脊髓，造成脊髓横断伤而出现颈以下感觉、肌力、肌张力等改变的疾病。

【诊断要点】

1.临床症状、体征和病史　以锥体束征为主要症状，如双上肢麻木，握物无力，胸廓部束缚感，下肢麻木无力，行走自觉踩棉花感，排尿、排便功能障碍等。早期 Hoffmann 征及掌颏反射阳性，后期可见其他病理征。一般有长期颈椎病反复发作史、颈椎外伤史。

2.影像学检查 符合以下影像，其中MRI检查为影像学诊断的金标准：

（1）X线片改变 颈椎弧度消失或反弓，椎间隙变窄，椎体滑脱、椎体边缘唇样增生导致椎管矢状径狭窄等。

（2）CT检查 可见髓核后突、椎体后缘骨赘、后纵韧带骨化、黄韧带肥厚、椎体滑脱等使椎管狭窄。

（3）MRI检查 脊髓因长期受压而变性。

本病注意与颈段脊髓肿瘤、脊髓空洞症、进行性脊肌萎缩症相鉴别。

【分型分期】

1.按脊髓受累部位分型

（1）中央型 病变初期，颈髓灰质的前角和后角运动神经细胞损害较突出。上肢麻木、力弱，手部小肌肉受累，手部动作迟钝，精细运动功能障碍，无名指、小指麻木明显，常累及骨间肌、鱼际肌而萎缩。属下运动神经无病损，为周围型麻痹，受累肌张力、腱反射减弱或消失，受累前角细胞支配肌萎缩和变性反应。

（2）锥体束型 由中央型病变发展而来，锥体束常受累，出现下肢麻木、肌力减弱、踏棉感；甚者下肢发紧，行走困难，易摔倒，或出现痉挛等。早期锥体侧束、上肢传导束部分缺血病变，因支配下肢传导束后索动脉较丰富，病损较轻，肢体肌张力仅有不同程度的增高。当病变累及第3、4颈髓节段时，Hoffmann征阳性，锥体侧束的下肢传导束缺血性病变加重，下肢肌张力明显增高，腱反射亢进，各部分位置觉、振动觉减弱或丧失，对侧身体相应部位痛觉、温度觉降低或丧失。

（3）横贯型 表现为锥体束病变向周围扩展，位于前、侧索部的脊髓丘脑束发生缺血病损。

2.按脊髓受压变性程度分期

（1）受压期 起病初期，脊髓受压而出现锥体束征，腱反射亢进，

Hoffmann 征或踝阵挛阳性；MRI 检查示脊髓受压，但未变性。

（2）变性期　病史较长，MRI 检查示脊髓已经液化变性，运动、感觉、共济失调症状及病理征均出现，肌张力增高。

（3）不可逆期　病史长，或手术治疗后 MRI 检查示脊髓液化变性，处于不可恢复状态，症状日渐加重，肌张力增高甚至出现抽搐等痉挛性瘫痪。此期患者手术治疗脊髓损伤仍有恢复或部分恢复的可能。

【推拿治疗】脊髓型颈椎病因脊髓受压部位及变性程度不同，临床表现亦不同，推拿治疗的侧重点也有所变化。脊髓受压期以缓解脊髓受压为主，用擦、揉、弹拨等手法改善颈肩部肌群功能，提高颈椎稳定性；变性期以促进局部血液循环为主，用揉、拿、擦法等手法，改善颈部及受累肢体功能；不可逆期则主要缓解肌肉萎缩，降低肌张力，减轻肌痉挛，用点按、擦、推、揉、摇等手法，刺激肌肉，松动关节。

1.受压期

（1）体位选择：患者一般宜采取坐位或仰卧位。脊髓型颈椎病患者应尽量避免使用俯卧位，可避免因手法下压使颈椎过伸带来椎管变窄及加重失稳。

（2）术者立于患者身后，以拿法、擦法放松双侧肩背部斜方肌、菱形肌、肩胛提肌，手法应柔和渗透，以放松舒缓紧张的肌肉。

（3）继以拿揉法、弹拨法放松颈椎前后侧及两侧肌群。以辅助手轻轻固定患者前额，用施术手拇指按揉、点按脊神经出口处，以指下酸胀为宜，力量不宜过大，避免过强刺激。

（4）调整手法：手法调整时原则上不宜使用常规的扳法，尤其是低头旋转扳法。患者颈椎关节多已退变，扳法不当易造成关节损伤或关节囊松弛，从而加重颈椎失稳。手法调整需要术者仔细触诊颈部深层肌群，找到深层紧张的肌肉及关节失稳的椎体节段，然后在持续牵引的状态下用拇食指调整椎体。

（5）持续性牵引时，患者应采取去枕仰卧位，患者双手自然放在身体两侧，嘱患者切勿握拳或抓住床沿。具体操作手法详见本章椎动脉型颈椎病部分的介绍。该手法对术者核心肌群及拇指、食指的力量要求较高，术者平日需加强相关功法训练。

（6）患者先采取仰卧位，进行摩腹手法治疗，以调理脾胃，升提清阳。施术者应注意搓热双手后再施手法。

（7）循经按摩手、足三阳经，以足阳明胃经为主，手法以补法为主，补益气血，升提阳气。若患者头部昏蒙感明显者，应加强手、足少阳经的循经按摩并点按穴位。

2.变性期

（1）体位选择：同受压期。

（2）变性期除上述常规的理筋手法治疗颈肩部外，应对脊髓受压变性引起的相关肢体进行手法治疗，减少肌肉萎缩，降低肌张力。上肢可点按、弹拨极泉、少海、小海、手三里、大陵等穴，下肢可点按、弹拨环跳、委中、承山、阴陵泉、阳陵泉等穴。以出现肢体放电麻木感为度。

（3）变性期患者多已伴随肢体感觉及运动障碍，应配合关节被动活动手法，缓解关节僵硬及肌肉萎缩。由于部分患者出现肌张力升高，同时感觉障碍，所以行关节松动时，应避免使用暴力，损伤患者肌腱。

（4）患者可短时间采取俯卧位，胸椎曲度过大的患者应予胸部垫薄枕（3～5cm）为宜。进行督脉推擦法，先予掌根推法数次，再予小鱼际擦法，由鸠尾穴至大椎穴，以皮肤潮红、肤温触及热手为度。施术时，应注意患者腹背部的保暖，避免风吹或空调温度过低。

3.不可逆期

（1）体位选择：同受压期。

（2）不可逆期颈肩部的治疗已不是重点，应对脊髓受压变性引起的相关肢体进行手法治疗，减少肌肉萎缩及降低肌张力，减少肌痉挛的发生。上肢可点按、弹拨极泉、少海、小海、手三里、大陵等穴，下肢可点按、弹拨环跳、委中、承山、阴陵泉、阳陵泉等穴。以出现肢体放电麻木感为度。

（3）不可逆期患者多已伴随肢体活动障碍，应配合关节被动活动手法，缓解关节僵硬及肌肉萎缩。由于部分患者出现肌张力升高，同时感觉障碍，所以行关节松动时，应避免使用暴力，损伤患者肌腱。

（4）不可逆期患者可能已无法正常行动，需长期卧床或使用轮椅，可进行摩腹手法治疗，促进肠道蠕动，刺激膀胱壁，改善胃肠及膀胱功能，缓解排便、排尿功能障碍。另外，可采取俯卧位，进行督脉推擦法改善患者整体阳气，先予掌根推法数次，再予小鱼际擦法，由鸠尾穴至大椎穴，以皮肤潮红、肤温触及热手为度。施术时，应注意患者腹背部的保暖，避免风吹或空调温度过低。

（王　刚　龙翔宇）

（六）前斜角肌综合征

前斜角肌综合征是指各种原因引起前斜角肌水肿、增生、痉挛并上提第一肋，导致斜角肌间隙狭窄，卡压穿行其间的臂丛神经及锁骨下动静脉而引起上肢疼痛、乏力、感觉过敏、发凉感、运动障碍及反射消失等相应临床症状的疾患。

【诊断要点】

1.上肢疼痛、乏力，尺神经症状明显，感觉过敏与寒凉，运动障碍，高举患肢疼痛可减轻，向下牵拉患肢疼痛可加重。

2.Adson 试验、Roos 试验阳性。

3.局部注射疗法可减轻症状。

【分型分期】

1.分型

（1）颈型　颈部症状为主，斜角肌压痛明显。

（2）上肢型　出现上肢神经的放射痛，有麻木、肌力改变等神经症状。同时也可出现前臂内侧疼痛，可伴上肢发胀等血管症状。

2.分期

（1）急性期　上肢疼痛剧烈，上肢冰冷，感觉异常，斜角肌间隙处压痛明显，伴放射痛，Adson 试验、Roos 试验阳性。

（2）迁延期　急性期经治疗后上肢症状明显缓解；或患者起病时间较长，出现上肢疼痛麻木、上肢冰冷、感觉异常等症状，但尚能忍受；斜角肌间隙处轻微压痛，并有轻微放射痛；Adson 试验、Roos 试验阳性或阴性。

【推拿治疗】不同时期的前斜角肌综合征，其手法治疗亦有所区别。急性期治疗手法以轻柔理筋手法为主，颈型患者以㨰法、揉法、拇指按压弹拨法放松颈部斜角肌、斜方肌、肩胛提肌；上肢型患者㨰、揉、拿肩及上肢，拿肩井，点按肩井及腋下极泉、肘部尺神经沟、小海、双手搓上肢、牵拉上肢。迁延期手法是在急性期手法的基础上，增加局部点按、弹拨斜角肌、肩井以加强刺激，促进恢复。

1.急性期

（1）体位选择　患者采取坐位或仰卧位。采取坐位时，可将患侧的上肢架在施术者的膝盖上，同时嘱患者头稍转向健侧。采取侧仰位时，应在患侧肢体的肩部下方垫以 3cm 的薄枕，同时外展患肢至 90°，嘱患者头稍转向健侧。两个体位都可充分放松前斜角肌。

（2）可运用㨰法、揉法、拇指弹拨法等轻柔手法逐步放松颈部半棘肌、斜角肌、斜方肌、肩胛提肌。手法治疗的重点是颈椎患侧的第3～6 横突前结节，至患侧第 1 肋内缘，此为前斜角肌附着点。上肢型患者还应运用㨰法、揉法、拿法治疗患侧肩部及上肢，重点拿肩井，点按肩井及腋下极泉、肘部尺神经沟、小海等。

（3）使用运动关节手法。运动患肢时，施术者可一手拇指轻按住患侧前斜角肌肌腹，另一只手轻摇患侧上肢，摇动范围由小至大，并同时询问患者在摇动时上肢的感受，以不刺激诱发出上肢麻木为度。

（4）使用拍法放松患侧肩部，使用搓法、抖法放松患侧上肢。

2.迁延期

（1）体位选择：同急性期。

（2）运用㨰法、揉法、拇指按压弹拨法，手法力度较急性期重，以充分放松颈部半棘肌、斜角肌、斜方肌、肩胛提肌，手法治疗的重点是颈椎患侧的第 3～6 横突前结节，至患侧第 1 肋内缘间前斜角肌的肌腹。上肢型患者除运用㨰法、揉法、拿法治疗患侧肩部及上肢，重点拿揉、点按肩井，弹拨腋下极泉、肘部尺神经沟、小海等，弹拨时以患肢出现放电感为度。

（3）使用运动关节手法。运动患肢时，施术者可一手拇指按住患侧前斜角肌肌腹，另一只手牵拉患侧上肢，并逐渐摇动，摇动范围由小至大，同时询问患者在摇动时患肢的感受，以不刺激诱发出上肢麻木为度。

（4）使用拍法放松患侧肩部，使用搓法、抖法放松患侧上肢。

（王　刚　龙翔宇）

二、上肢

（一）肩周炎

肩关节周围炎，简称肩周炎，是发生在肩关节囊及其周围肌肉、肌腱、韧带、滑囊的慢性无菌性炎症及退行性改变，常表现为肩关节周围的疼痛和活动受限。50 岁左右的人易患此病，因此本病又称为"五十肩"；因多与感受风寒之邪相关，故又称为"漏肩风""冻结肩"。

【诊断要点】

1.临床症状、体征和病史

（1）肩周疼痛，夜间明显，遇寒加重。

（2）肩周广泛压痛，日久见肩部肌肉萎缩。

（3）活动受限，肩外展、上举、内外旋、后伸障碍。

2.影像学检查　符合以下影像其中之一：

（1）X 线片改变　诊断肩周炎时摄 X 线片可作为与肩部骨折、脱位、肿瘤、结核以及骨性关节炎、类风湿性关节炎等疾病鉴别诊断的手段。

①早期特征性改变：主要显示肩峰下脂肪线模糊变形乃至消失，临床上不易发现。

②中晚期改变：肩部软组织钙化，X 线片可见关节囊、滑液囊、冈上肌腱、肱二头肌长头腱等处有密度淡而不均的钙化斑影。在病程晚期，X 线片可见钙化影致密锐利，部分病例可见大结节骨质增生和骨赘形成等。此外，在肩锁关节可见骨质疏松、关节端增生或形成骨赘或关节间隙变窄等。

（2）MRI 检查 用于判定关节及其周围炎症严重的程度，关节腔积液程度，关节附近肌腱、韧带是否断裂。

（3）彩色 B 超 判定关节周围肌腱是否断裂及关节腔积液程度。

本病注意与神经根型颈椎病相鉴别。

【分型分期】

1.按病因分型

（1）创伤型 继发于各种急慢性创伤，如骨折、脱位、肌腱断裂、扭挫伤等。

（2）自发型 无明显外伤史，在关节软组织退变的基础上外感寒湿或慢性积累性损伤而起病。

2.按部位分型

（1）肩前型 以肱二头肌病变为主，表现为肩关节前部疼痛明显，喙突（结节间沟）压痛。

（2）肩峰型 肩峰疼痛明显，以三角肌、肩锁关节、肩峰下滑囊、冈上肌病变为主，肩关节外展障碍、抬肩障碍。

（3）肩后型 肩后疼痛明显，以肱三头肌、大小圆肌病变为主，压痛点位于肩后。

3.分期 肩周炎患者的发病过程可分为 3 个阶段，即急性期（疼痛期）、凝固期及恢复期。

（1）急性期（疼痛期） 起病初期疼痛剧烈，肩部偶然牵拉或碰撞时可出现撕裂样疼痛，肌肉痉挛，关节活动受限。夜间疼痛加重，难以入眠。压痛范围广泛，如喙突、喙肱韧带、肩峰下、冈上肌、肱二头肌长头腱等部位均可出现压痛。疼痛期可持续 3 ～ 10 周，此期可因疼痛而肩关节活动障碍。

（2）凝固期　疼痛症状开始减轻，夜晚可以入睡，牵拉时已无撕裂样痛，压痛范围仍较广泛，关节活动障碍进一步加重。患者可表现为关节僵硬，梳头、穿衣、举臂托物等动作均感困难。肩关节周围软组织呈"冻结"状态，冈上肌、冈下肌及三角肌出现挛缩。

（3）恢复期　疼痛继续减轻，运动功能处于逐步恢复过程中，肌肉的血液供应及神经营养功能得到改善，患者肌肉的萎缩开始渐渐恢复。

【推拿治疗】肩周炎急性期以炎症渗出为主，患者的疼痛症状较重，而功能障碍则往往是由于疼痛造成的肌肉痉挛所致；所以治疗主要是消炎止痛、减少渗出，以减轻凝固期粘连导致的功能障碍程度为目的。创伤型患者该期仍处于外伤一期，重点按急性创伤处理。凝固期患者关节功能障碍是该期的主要问题，疼痛往往由关节运动障碍所引起；治疗重点以恢复关节运动功能为目的，还应以加强功能锻炼为原则，增强肌肉力量，恢复在早期已发生失用性萎缩的肩胛带肌肉，恢复三角肌等肌肉的正常弹性和收缩功能，以达到全面康复和预防复发的目的。恢复期患者疼痛不是主要症状，功能活动障碍及肩部肌肉萎缩是治疗的关键。

1. 急性期　选择轻柔理筋手法，如擦法、揉法等舒缓肌肉，并点按局部穴位如肩井、肩后、天宗、肩髎、曲池等穴位，以改善局部循环，促进渗出物吸收，疏通经络，缓急止痛。忌用活动关节类手法进行松解治疗。

（1）体位选择　患者采取坐位。

（2）术者立于患侧，以擦法放松肩后肌群（斜方肌、肩胛提肌、大小菱形肌、背阔肌、冈上肌、冈下肌、大小圆肌、肱三头肌等）、肩部正中肌群（斜方肌、三角肌）及肩前肌群（锁骨下肌、胸大肌、胸小肌、肱二头肌），自上往下，从后往前，手法应轻柔舒缓。

（3）然后双手合掌分别置于肩前部及肩后部，两手掌相对用力，力量宜轻，作环形揉动，以舒缓肌肉为主。

（4）再用拇指点按肩背部穴位，如肩井、肩中俞、肩外俞、天宗、肩髃、肩髎、臂臑、曲池等穴位，以指下酸胀为宜，力量不宜过大，避免强刺激。

（5）最后在患处涂抹活络油之类，并用小鱼际行擦法，以透热为度，结束操作。

2. 凝固期　理筋手法可在急性期手法的基础上使用点、按、弹拨等较深透的手法，并在此基础上适当使用活动关节类手法松解粘连。针对严重功能障碍的症状，必要时可采用麻醉下肩关节松解术的方法，以松解粘连。对于创伤型患者，要视骨折愈合程度、肌腱韧带的断裂程度，分析是否适合使用活动关节类手法及麻醉下松解术。

（1）体位选择：患者采取坐位。

（2）在早期（急性期）第1步操作后，术者依次用拇指按压弹拨肩后、肩部正中及肩前肌群，在痛点可适当加大弹拨力度，不可用力太大，以患者能忍受为度，自上往下，从后往前，反复操作。

（3）再用拇指点按肩背部穴位，如肩井、肩中俞、肩外俞、天宗、肩髃、肩髎、臂臑、曲池等穴位，以指下酸胀为宜。

（4）然后术者一手托着患者手臂，一手扶肩，先后将肩部做顺、逆时针摇动，幅度由小到大，以患者忍受为度。

（5）接着术者用双手握住患者手腕，用牵抖法牵抖患者肩部，持续时间1分钟左右。

（6）然后双手合掌分别置于患者肩前部及肩后部，两手掌相对用力，做环形揉动，以舒缓肌肉为主。

（7）用搓法。术者用双手沿着患者上臂至手腕做来回搓动，用力均匀，来回3～4次。

（8）最后沿肩背部、上臂部及上胸部，用掌拍法结束操作，以放松肌肉，改善局部血液循环。

3. 恢复期　以恢复肩部功能活动为主，松解粘连，滑利关节。可用擦法、点按、弹拨及摇摆类手法。

肩周炎治疗手法视频

（1）体位选择：患者采取坐位。

（2）手法操作步骤基本同凝固期，第3步可增大肩部摇动的幅度，以恢复肩部功能活动，松解粘连。并可在第6步之后加用擦法，具体操作参照急性期第4步，以改善局部循环。

（二）肱骨外上髁炎

肱骨外上髁炎是肱骨外上髁部伸肌总腱处的慢性劳损性肌筋膜炎，亦称肱骨外髁骨膜炎。本病好发于肘关节屈伸活动过多或前臂用力过度者，因网球运动员较常见，故又称网球肘。

【诊断要点】

1. 临床症状、体征和病史

（1）损伤或劳损病史。

（2）肘外侧疼痛，持重物或前臂旋前时明显，持物无力。

（3）腕伸肌紧张试验（Mill 征）、前臂伸肌紧张试验阳性。

2. 影像学检查　符合以下影像其中之一：

（1）X 线检查　X 线检查一般无异常表现。病程长者可见骨膜反应，在肱骨外上髁附近有钙化沉积。

（2）超声检查　伸肌总腱处肿胀，回声降低，肌腱内纤维结构模糊，周围可伴有积液。

（3）MRI 检查　伸肌腱内部分纤维撕裂。

本病注意与神经根型颈椎病相鉴别。

【分期】

1. 急性期　急性起病或急性加重，肘部疼痛，局部压痛明显，活动受限，前臂无力，持物困难。

2. 迁延期　急性期后或起病缓慢，肘部疼痛反复，休息或热敷可以减轻，劳累加重，症状反复。

【推拿治疗】急性期治疗以减轻炎性反应和疼痛，促进组织愈合，延缓肌萎缩为主。另外，急性期手法宜轻柔。迁延期治疗的目的是提高柔韧性，增强肌肉力量和耐力，改善功能性活动，并恢复功能状态。

1.急性期

（1）体位选择：患者采取仰卧位。

（2）术者立于患侧，用㨰法操作肱桡肌，以放松肌肉。

（3）然后拇指按揉肱骨外上髁及肱桡肌，手法应轻柔舒缓。

（4）用拇指点按手三里、曲池、外关、曲泽等穴位。

（5）最后在局部用掌根擦法结束操作，以舒筋通络，改善循环。

2.迁延期

（1）体位选择：患者采取仰卧位。

（2）术者立于患侧，用㨰法操作肱桡肌，以放松肌肉。

肱骨外上髁炎
视频

（3）然后按照前臂肌纤维方向进行拇指推法和拇指弹拨，力度可适当加大，以患者能忍受为度。

（4）术者一手握紧患者肘部（拇指按压肘外侧），另一手握患者手腕，屈曲并旋前臂，以松解粘连。

（5）用拇指点按手三里、曲池、外关、曲泽等穴位。

（6）最后在局部用掌根擦法结束操作，以舒筋通络，改善循环。

（胥四维　龙翔宇）

三、腰部

（一）胸椎小关节紊乱

胸椎小关节紊乱是指胸椎小关节在外力作用下发生解剖位置的改变，关节囊滑膜嵌顿且不能自行复位，导致疼痛和功能受限等症状的一种病症。胸椎小关节紊乱临床又称为胸椎错缝、胸椎小关节错缝、胸肋关节错缝等。

【诊断要点】

1. 临床症状、体征和病史 有骤然上举、弯腰、挺腰及转侧史，起病突然，无明显外伤史。胸背痛，平卧时疼痛减轻。有关节交锁症状，活动受限，上胸段活动困难，甚至举手受限。压痛轻，与胸椎活动障碍的程度严重不成比例。查体错缝节段胸椎棘突可有压痛、叩击痛或偏歪，棘突旁软组织可有不同范围和程度的紧张，甚至痉挛，触之常可感觉有条索状物，压之疼痛。

2. 影像学检查 以 X 线检查为主，必要时可行 MRI 或 CT 检查。轻度关节紊乱者影像无明显异常，慢性迁延期及重度关节错位者可见骨质增生、棘突对位不齐或胸椎移位。

本病注意应与胸椎结核、肿瘤、骨折、心梗、心绞痛及呼吸道、消化道等相关疾病鉴别。

【分期】

1. 关节嵌顿期 起病 3～5 小时以内，关节滑膜嵌顿，但未明显水肿，关节交锁严重，呈强迫体位，甚至不能转侧活动；起床困难，静卧基本不痛，病变节段的棘间、棘旁均无明显压痛。

2. 急性期 起病后未经复位治疗 5～8 小时以后，关节滑膜嵌顿未解除，关节滑膜水肿。关节交锁征较嵌顿期有所减轻，能缓慢活动，但由于关节水肿刺激脊神经后支而疼痛加重，椎旁、棘旁压痛较前明显。

3. 恢复期 经积极治疗 24～48 小时之后，或未经积极治疗但卧床 4～5 天后，关节交锁征基本消失，背部酸痛，活动欠利，但比急性期有所改善，无明显压痛点。

【推拿治疗】嵌顿期主要病理为关节错缝，关节滑膜水肿不明显，以关节整复为主，一般手法整复后能痊愈；急性期主要病理为关节错缝，伴有关节滑膜水肿，以关节整复为主，手法后配合药物治疗，加强水肿吸收；恢复期治疗的主要目的是关节滑膜功能的恢复及椎旁肌肉紧张度的改善，推拿手法以理筋为主，不需要再进行过多的复位手法，以避免造成关节松弛。

1. 嵌顿期 手法整复为主，本期患者经复位手法后一般能痊愈。

（1）理筋 患者俯卧位。术者先用㨰法治疗患病节段上下 3～5 节段的双侧软组织，并用拇指推揉、点按，掌根推、擦双侧肌肉。

（2）上胸段（胸 1～3）手法整复

①顶背压颈胸法：患者仰卧位。术者一手握拳放于患节下，一手压胸前胸骨柄上端，双手相对用力顶托和按压 3～5 分钟。

②上肢拉伸压背法：患者俯卧位。术者一手向后上方牵拉上肢，一手按压患节的棘突，相互用力。注意牵拉时不要造成肩部损伤。

（3）中胸段（胸 3～7）手法整复

①按压复位法：患者俯卧位。嘱患者深呼吸，术者身体略前倾，提臀、拉背、沉肩，双手叠加后用掌根部压住患节棘突，待患者呼气时快速按压，可听到关节响声。

②拉肩压背法：患者俯卧位。术者一手拉肩，使患者肩前至一侧上半身稍离床，另一手掌根部按压患节棘突，每侧相互用力 3～5 次。

（4）下胸段（胸 7～12）手法整复

①背抖复位法：患者与术者背向而站，上臂相互勾住。术者弯腰将患者背离地面抖动 5～10 次。

②旋转复位法：患者坐位低头，一助手扶住其双腿。术者站在其身后，一手穿过腋下拉对侧肩部或上肢，另一手顶压脊柱快速旋转。

③端坐膝顶法：患者坐在方凳上，令患者十指相扣置于颈项部。医者在其身后，两手抓住患者双肘，膝关节顶在患者偏歪或后凸的棘突上，两手徐徐用力向后牵引，至牵引到最大限度时，膝顶与双手的后扳瞬间发力，此时可听见"咔嗒"响声。

因症状明显，强迫体位的患者在理筋手法未能稍微松弛局部软组织而影响整复手法时，可先注射曲马多等镇痛，以利于手法实施。

2. 急性期 手法参照嵌顿期。本期患者手法复位后症状可能会即时明显改善，但由于滑膜水肿而无法马上痊愈，因此建议配合药物治疗。

3.恢复期

（1）患者俯卧位。先用擦法治疗患病节段上下 3 ～ 5 节段的双侧软组织，手法应轻柔舒缓。

（2）用拇指推揉、点按胸椎棘旁双侧肌肉，力量不宜过大，避免强刺激。

（3）掌根推、擦胸椎棘旁双侧肌肉。

（淦作伟　王　刚）

（二）急性腰扭伤

急性腰扭伤是腰部肌肉、韧带、关节囊、筋膜、椎间小关节等的急性损伤，多由软组织因外力受到过度牵拉而引起部分撕裂或完全断裂，为青壮年体力劳动者的常见损伤，是骨伤、推拿、疼痛门诊的常见病。

【诊断要点】

1.临床症状、体征和病史　以腰痛、活动受限为主要症状，同时多伴有腰部外伤或负重史。查体：腰肌和臀肌紧张痉挛，或可触及条索状硬结，损伤部位有明显压痛点，脊柱生理曲度可有改变。

2.影像学检查　X 光片排除腰椎骨折、滑脱、占位、破坏，即可诊断。

【分型分期】

1.按损伤部位分型

（1）腰肌（筋膜）型　好发部位以骶骨附着点处最常见，其次为棘突旁或横突上的腱膜附着处，而位于肌腹中部的撕裂则较少见。主要表现为腰部疼痛，保护性肌肉痉挛。查体时可触及明确压痛点（多为损伤点）。

（2）棘上、棘间韧带型　其疼痛表现与腰部活动直接相关联，疼痛性质多表现为胀痛、刺痛。查体压痛点多局限在棘突上、棘突间。

（3）腰椎关节型　疼痛较为明显，活动受限显著，可出现保护性肌肉痉挛、脊柱侧弯等。查体多无明显压痛点，叩击痛多为阳性。

（4）腰骶关节型　疼痛局限在腰骶关节处，屈伸、转动受限。查体压痛点多明确，局部叩击痛阳性。

2.按照起病时间分期

（1）急性期　起病3天以内，疼痛剧烈，压痛点明显，腰部强直，腰活动障碍。

（2）缓解期　起病3～7天，腰痛缓解，压痛减轻，腰活动功能基本正常。

（3）恢复期　发病7天以后，腰部疼痛明显减轻，轻微压痛，活动自如。

【推拿治疗】急性腰扭伤的不同时期、损伤部位不同，推拿治疗的侧重点也有所变化。推拿手法的治疗原则宜以活血祛瘀、通络止痛为指导。损伤肌肉、筋膜、韧带处时，多用按、揉、擦、弹拨、擦法等理筋类手法，避免或少用运动关节类手法；关节嵌顿者多使用腰部后伸扳法、侧身推扳法、背伸臀顶法、下肢弹伸等运动关节类手法。早期多使用点法、按法等强刺激类手法，后期多使用揉法、擦法等温和刺激类手法。

1.急性期

（1）患者采取俯卧位。术者立于床尾，两手拇指在患者承山穴处重手法点按，以明显酸胀感为适宜；同时嘱患者双手支撑身体，并逐渐跪立伸直腰部，然后主动活动腰部，做屈伸、旋转动作后再次俯卧；如此反复3次，后再行腰部其他针对性手法治疗。本治疗方法重在点按刺激、使用泻法快速缓解痉挛的腰部软组织肌肉，为后续放松手法建立操作准备。

（2）术者立于患者侧方，分别使用拇指推法和拇指、中指屈曲的"8"字推法，沿督脉、两侧膀胱经自上而下各推3～5遍，同时注意感触患者的明显痛点部位。使用擦法在两侧腰骶部及臀外侧操作，重点部位在腰骶部及臀外侧，充分放松两侧腰背部肌肉、软组织。使用拇指按揉手法在痛点周围按揉2～3分钟，注意要由痛点周围逐渐向痛点中心操作。如损伤部位痛点在棘上（间）韧带，可使用弹拨手法，弹拨2～3次后，再使用拇指按揉手法按揉3～5分钟，注意刺激量不宜过大，两侧对称操作。臀外侧弹拨、按揉手法操作2～3分钟后，行腰部拍法。

（3）腰骶关节型：使用后伸扳法。术者立于患者侧方（左侧为例），嘱患者下肢自然伸直。术者右手握患者右侧下肢膝上方，左手抵按在患者腰骶关节处，逐渐后伸下肢至最大处，稍对向用力可闻及"咔嗒"弹响。对侧操作同前法。

（4）腰椎关节型：亦可使用后伸扳法或采用侧卧位的推肩压髋法（侧扳法）。具体操作（左侧为例）是：患者侧卧，术者立于患者前方，患者左下肢伸直，右下肢屈膝、屈髋，术者右手推肩，左肘屈曲压于患者右侧髋部，右手拇指定在需要调整的节段的棘突上方，同时反向用力，可闻及"咔嗒"弹响。对侧操作同前法。

（5）肌筋膜型、棘上（间）韧带损伤，急性期均应避免使用各种扳法，以免加重软组织损伤。

（6）结束操作：患者仰卧位，双下肢伸直，先单侧屈髋、屈膝90°，然后被动伸直膝关节，同时注意保持另一下肢伸直，两侧交替完成2～3次。再转为俯卧位，以腰骶部拍法结束。

2. 非急性期　推拿力度可适度增加，以患者能耐受为度。临床操作重在理筋通络为主，操作重点应以痛点为中心，多以柔和、深透、温热类手法为主。具体如下：

（1）患者采取俯卧位。术者立于患者侧方，分别使用拇指推法和拇指、中指屈曲的"8"字推法，沿督脉、两侧膀胱经自上而下各推3～5遍，同时注意感触患者明显的痛点部位。

（2）使用擦法在两侧腰骶部及臀外侧操作，重点部位在腰骶部及臀外侧，充分放松两侧腰背部肌肉、软组织。

（3）使用拇指按揉手法在痛点周围按揉2～3分钟，注意要以痛点为中心，重点使用弹拨、拇指按压、拇指按揉或掌跟揉等手法操作，操作 5 ～ 8 分钟，中等刺激量，感到明显酸胀即可，两侧对称操作。

（4）臀外侧弹拨、按揉手法操作 2 ～ 3 分钟后，行腰骶部横向擦法和督脉纵向（腰 2 骶 1）擦法，透热为度，最后以腰部拍法结束。

（耿文东 龙翔宇）

（三）腰背肌劳损

腰背肌劳损又称慢性腰肌劳损或功能性腰痛，主要指腰背部肌肉、筋膜、韧带等软组织的慢性损伤导致局部无菌性炎症，腰部肌肉功能退变，脊柱的力学结构改变（例如侧弯、旋转、生理曲度增大或变直），使肌肉、筋膜的分布不均，体质虚弱导致肌肉、韧带的功能受影响，从而引起腰背部一侧或两侧的弥漫性疼痛。本病是慢性腰痛中常见的疾病之一，常与职业和工作环境有一定关系。

【诊断要点】

1.临床症状、体征和病史 反复发作的慢性腰背疼痛，无下肢放射痛；腰部压痛点多在腰肌附着点。有长期久坐或弯腰劳累史。

2.影像学检查 X 线检查腰椎骨质多无明显异常，但常见腰椎侧弯、旋转、腰骶角增大或腰骶椎先天性畸形等。

本病注意与腰椎骨性关节炎、陈旧性腰椎骨折和腰椎占位性病变相鉴别。

【分型分期】

1.按临床症状分型

（1）劳力型 长期体力劳动或长期前倾坐位使腰肌持续拮抗紧张者，腰肌硬实，柔韧度差，压痛明显。

（2）体质型 体质虚弱者，腰膝酸软，腰肌松软无力；伴面色差，怕冷，食欲不振，压痛点不集中，女性伴月经失调或处于更年期、闭经后、卵巢子宫切除后，男性伴阳痿、早泄等。

（3）结构型 脊柱的结构发生改变，如腰骶角增大、腰生理弯曲变直或增大、脊柱侧弯、旋转，表现为双侧腰背肌紧张度不一致，横突的显露程度不一致，一般为单侧腰痛。

2.分期

（1）急性期　主要表现为慢性腰痛急性发作，腰部疼痛明显，活动受限，可伴有臀部牵扯痛或皮神经卡压（下肢放射痛不超过膝关节）等症状。

（2）迁延期　疼痛程度远不及急性期患者明显，多表现为胀痛、酸痛、掣痛，活动基本正常，常表现为酸胀疼痛，或仅仅表现为酸胀不适，劳累后症状稍加重，休息及热敷症状可很快缓解。

【推拿治疗】劳力型：腰肌持续拮抗紧张者，腰肌硬实，柔韧度差，压痛明显；手法宜深透，理筋通络，活血止痛。体质型：腰肌松软无力，患者可能不耐受重手法；故手法宜轻，多用滚法，温经通络，强筋壮骨。结构型：脊柱的结构发生改变，应在理筋手法后进行一些运动整复类手法。

1.劳力型

（1）患者俯卧位。先在患者背阔肌、骶棘肌等背肌予滚法放松，力量可适当加重，加强渗透，时间约5分钟，以腰肌的紧硬实感有松软为度。

（2）用拇指按压弹拨法，找出硬结点、条索状物、压痛点，重点松解、点按，时间约5分钟。

（3）用掌根推、擦法作用于腰肌，以皮肤发热、微发红为宜。

（4）用叩击法，以空拳叩击腰肌，由髋及膝，从上而下，缓慢叩击，以作结束。

2.体质型

（1）患者俯卧位。先在患者腰椎棘旁双侧肌肉予轻柔滚法放松，时间约5分钟。

（2）用拇指推揉、掌根揉、掌根擦等温经通络类手法作用于两侧腰肌，时间约5分钟。

（3）再用擦法 5 分钟。

（4）用叩击法，以空拳叩击腰肌，由髋及膝，从上而下，缓慢叩击，以作结束。

3. 结构型　腰椎侧弯旋转、腰骶角增大者，在理筋推拿进行肌筋膜松弛的前提下，行牵抖按压、斜扳、屈膝屈髋旋腰、脊柱小关节整复、小关节松解术及腰骶角调整术。

（四）第三腰椎横突综合征

第三腰椎横突综合征是由于腰 3 横突周围组织的损伤造成慢性腰痛，出现以腰 2～3 横突处疼痛并明显压痛，伴随皮神经（腰 2～3 神经后支）卡压而出现臀外侧甚至大腿外侧放射痛为主要特征的疾病，亦称第三腰椎横突滑囊炎，或第三腰椎横突周围炎。本病多见于青壮年。

【诊断要点】

1. 临床症状、体征和病史　有腰部外伤或劳损史。腰臀部痛，可反射至大腿外侧，疼痛一般不超过膝关节。腰 3 横突尖部压痛明显，可触及结节或条索样改变。

2. 影像学检查　X 线检查有时可见腰 3 横突过长，左右横突不对称，或向后倾斜。

本病需与高位腰椎间盘突出压迫股神经、梨状肌损伤、臀上皮神经损伤等相鉴别。根据压痛点及注射利多卡因有效，并结合病史、症状及其他体征，可鉴别其他疾患引起的腰痛。

【分期】

1. 急性期　突发剧烈疼痛，腰部活动障碍，压痛明显。

2. 迁延期　反复腰痛、臀外侧压痛及反射痛，腰部活动基本正常。

【推拿治疗】第三腰椎横突综合征不同时期的临床表现不同，推拿治疗的侧重点也有所变化。急性期的治疗原则是消炎止痛，缓解肌肉痉挛；迁延期的治疗原则是松解粘连，缓解神经卡压。

1.急性期

（1）患者俯卧位。术者立于患侧，以轻柔手法为主，缓急止痛。利用介质，先用掌根揉、拇指拿揉、㨰法等轻柔手法放松腰3横突及附近的腰大肌、骶棘肌等痉挛软组织，再给予按压弹拨松解腰3～4棘突旁和骶棘肌附着点。

（2）用斜扳法或牵拉复位法对腰1～2或腰2～3小关节进行复位，解除上位的皮神经卡压。

用叩击法，以空拳叩击患肢，由髋及膝，从上而下，由内至外，缓慢叩击，以作结束。

2.迁延期

（1）局部卡压的治疗　先于腰部用㨰、揉法，再于腰2～3横突的上下做拇指推、揉法，最后于横突远端或横突尖按压弹拨，按压以能放射至臀部为度，按压时间视肌肉紧张度及患者体质而定。

（2）外周神经反射痛的治疗　拇指推揉查找臀部条索样或结节样改变的病位，然后拇指按压或按压弹拨，以放射至大腿外侧为度。

（3）仰卧位腰部肌肉拉伸治疗　屈膝屈髋抱臀后旋转腰部，活动腰椎关节及拉伸腰肌。

（罗　瑜　王　刚）

（五）腰椎后关节功能紊乱

腰椎后关节功能紊乱是指由于腰椎小关节病变产生的腰腿痛症状，可由椎间盘退变、腰肌劳损或外感风寒而致腰部稳定性下降所致，也可由腰椎小关节退变导致，包括关节滑膜嵌顿、关节突错位和部分急性腰扭伤。

【诊断要点】

1.临床症状、体征和病史　多见于青壮年，多因活动姿势不当而突然起病，无明显外伤史。腰椎功能障碍，主动用力活动时腰部疼痛明显，静息后缓解。查体压痛位于棘突旁，压痛点不明显，压痛与表述的症状、体征明显不成比例。

2. 影像学检查　X线检查可见腰椎曲度改变，或有侧弯畸形。

本病注意与急性腰扭伤、腰背肌筋膜炎和腰椎压缩性骨折相鉴别。

【分期】

1. 关节嵌顿期　发病3～5小时以内，关节滑膜嵌顿，但未明显水肿，关节交锁严重，呈强迫体位，甚至不能转侧活动；起床困难，静卧基本不痛，病变节段的棘间、棘旁均无明显压痛。

2. 急性期　发病后未经复位治疗5～8小时以后，关节滑膜嵌顿未解除，关节滑膜水肿。关节交锁征较嵌顿期有所减轻，能缓慢活动，但由于关节滑膜水肿刺激脊神经后支而腰痛加重，椎旁、棘旁压痛较前明显。

3. 恢复期　经积极治疗24～48小时之后，或未经积极治疗但卧床4～5天后，关节交锁征基本消失，腰部酸痛，腰部活动欠利，腰痛范围可比急性期广，但无明显压痛点。

【推拿治疗】嵌顿期主要病理为关节错缝，关节滑膜水肿不明显，以关节整复为主，一般手法整复后能痊愈；急性期主要病理为关节错缝，伴有关节滑膜水肿，以关节整复为主，手法后配合药物治疗，加强水肿吸收；恢复期主要目的是关节滑膜功能的恢复及椎旁肌肉紧张度的改善，推拿手法以理筋为主，不需要再进行过多的复位手法，以避免造成关节松弛。

1. 关节嵌顿期　手法整复。本期患者经复位手法后一般能痊愈。

（1）**手法理筋**　俯卧位，先用㨰法治疗患病节段上下3～5节段的双侧软组织，并用拇指推揉、点按，掌根推、擦双侧肌肉。

（2）**手法整复**

①斜扳法：患者侧卧，下方的下肢伸直，上方的下肢尽可能屈曲，挺腰、头后仰并向上旋（看天花板）。术者一手肘部向内压住患者臀部或髂前上棘，另一手前臂压肩向外，拉伸旋转腰部至最大活动度时突然发力扳动腰部，可听到关节响声。

②屈膝抱臀屈腰旋转复位法：患者仰卧，屈膝屈髋。术者一手扶膝

下压，另一手托臀，让腰离床做左右摆动旋转。

③牵抖法：患者俯卧，助手拉其腋下。术者以弓步站于患者足部床尾，向后上方拉双踝，让腹部稍离床面，牵抖腰部5～8下。

2.急性期 参照嵌顿期的推拿治疗。本期患者手法复位后症状可能会即时明显改善，但由于滑膜水肿而无法马上痊愈，因此必须配合药物治疗。

3.恢复期

（1）患者俯卧位。先用揉法治疗患病节段上下3～5节段的双侧软组织，手法应轻柔舒缓。

（2）用拇指推揉、点按腰椎棘旁双侧肌肉，力量不宜过大，避免强刺激。

（3）掌根推、擦腰椎棘旁双侧肌肉。

（罗　瑜　王　刚）

（六）产后腰痛

产后腰痛即产后出现腰痛。本病为育龄期女性特殊时期出现的一种综合征，其病因可能与产后子宫收缩复旧引起的反射痛有关。常见病因有生理性缺钙、劳累过度、姿势不当、产后受凉、起居不慎、闪挫腰肾，以及腰骶部先天性疾病，或者受凉等，都可能引发产后腰疼。

【诊断要点】

1.临床症状、体征和病史 产后出现相关临床症状，如腰痛、腰骶部疼痛、腰腿疼痛，活动受限。查体：腰部棘旁、横突、腰骶部压痛，伴（或不伴）下肢放射痛，无明确的神经损害症状、体征。既往可有腰痛相关病史。

2.影像学检查 X光片（慎用）、CT（慎用）、MRI等影像学检查主要排除脱位、滑脱、骨折、占位性病变。

本病注意与致密性髂骨炎、骶髂关节半脱位、耻骨联合闭合不全、盆腔炎、产褥期感染相鉴别。

【分期】按照起病时间分期：

1.急性期　产后 42 天以内，疼痛剧烈，压痛点明显，腰部强直，腰活动障碍。

2.恢复期　产后 42 天以后，腰部疼痛反复，局部压痛，活动受限。

【推拿治疗】产后腰痛为特殊类型腰痛，根据不同时期、受累部位、临床症状的不同，推拿治疗的侧重点也有所变化。中医辨病属"腰痛"范畴，多为内伤腰痛，同时多伴有气滞、寒凝、血瘀等病理变化。本病多以气血亏虚，精血不足，筋脉失去濡养为基础，同时伴有气滞、寒凝、血瘀。本着治病务必求本的原则，推拿治疗宜以养血、补肾、舒筋、通络、止痛为指导原则，多采用揉法、擦法等温和刺激类手法，多使用补法。同时分娩后多伴有骨盆及腰骶部韧带松弛，或产后骨盆复原不佳，常伴有"筋出槽，骨错缝"等，因此可根据具体病情使用运动关节整复类手法。

1.急性期

（1）患者俯卧位。术者立于患者侧方，使用擦法在两侧腰骶部及臀外侧操作，重点部位在腰骶部及臀外侧，充分放松两侧腰背部肌肉、软组织。使用拇指按揉手法在痛点按揉 2～3 分钟，再使用拇指或掌跟按揉手法按揉 3～5 分钟，注意刺激量不宜过大，两侧对称操作。臀外侧弹拨、按揉手法操作 2～3 分钟后，腰骶部横向擦法，督脉纵向（腰 2～骶 1）擦法，透热为度，腰部拍法。

（2）患者侧卧位。采用侧卧位的推肩压髋法（侧扳法）。具体操作（以左侧为例）：患者侧卧，左下肢伸直，右下肢屈膝、屈髋。术者立于患者前方，右手推肩，左肘屈曲压于患者右侧髋部，右手拇指定在需要调整的节段的棘突上方，同时反向用力，可闻及"咔嗒"弹响。对侧操作同前法。

（3）患者仰卧位。以肚脐为中心摩腹，顺时针、逆时针各 36 圈，摇髋 3～5 次，双下肢伸直，先单侧屈髋、屈膝 90°，然后被动伸直膝关节，同时注意保持另一下肢伸直。两侧交替完成 2～3 次。

2. 恢复期　术者立于患者侧方，分别使用拇指推法和拇指、中指屈曲的"8"字推法，沿督脉、两侧膀胱经自上而下各推 3 ～ 5 遍，同时注意感触患者明显的痛点部位，适当停留点按。以痛点为治疗重点，使用点按、弹拨手法，刺激量中等，手法以深透为佳，配合点穴治疗，取肾俞、大肠俞、秩边、环跳等穴位，以酸胀为度。其余操作基本如前法。

（耿文东　龙翔宇）

（七）腰椎骨性关节炎

腰椎骨性关节炎又称腰椎退行性关节病、腰椎增生性关节炎、腰椎关节肥大性关节炎等，是一种最常见的腰椎退行性疾病。其病理基础是椎间盘退变、小关节的增生与失稳，与年龄、体质及生活环境直接相关联。其临床表现为腰部疼痛、僵硬及功能障碍，常伴有继发性滑膜炎。其发病率随年龄增大而逐渐增加。

【诊断要点】

1. 临床症状、体征和病史　发病年龄多在 40 岁以上；腰痛，晨僵，关节僵化征；棘突旁深压痛；腰活动功能受限。

2. 影像学检查　X 线检查示腰椎关节增生（非椎体前缘增生）、腰椎间隙变窄等。

本病注意与腰背肌筋膜炎、腰椎滑脱、强直性脊柱炎、腰椎压缩性骨折相鉴别。

【分期】 按临床症状分期，分为：

1. 炎症期　急性疼痛或疼痛急性加重，以关节滑膜炎症为主要病理变化。腰疼痛明显，活动障碍明显，可伴有下肢放射痛。

2. 迁延期　急性疼痛缓解之后或反复腰部僵痛，以关节结构退变为主要病理变化。腰痛程度不甚明显，以酸胀、牵扯痛为主，活动后症状可缓解。

【推拿治疗】 腰椎骨性关节炎为全身骨性关节炎中常见的一种类型，中医辨病为"腰痛"范畴，其病因多为肾精亏虚，腰府失其濡养、温煦，同时常伴有寒湿、湿热、瘀血等外因。因此本着治病求本的原则，推拿治疗宜以补益肝肾、舒筋通络、活血止痛，兼顾肝、脾为指导；手法多以柔和、缓慢、温热、摩擦类手法为主。

1.炎症期

（1）患者俯卧位。术者立于患者侧方，采用拇指推法沿督脉自大椎至长强穴一线反复推 8 ～ 10 遍，使用拇指、食指"8"字推法沿膀胱经自上而下推 3 ～ 5 遍，掌跟横向推竖脊肌 2 ～ 3 遍，使用擦法在两侧腰背、腰骶部、臀外侧大面积操作 5 ～ 8 分钟，在两侧竖脊肌使用弹拨手法自上而下，两侧交替操作，触及条索状物或明显痛点时可使用拇指点按、按揉和重点弹拨手法，手法宜深透有力为宜。使用掌跟揉法操作腰背及臀外侧，重点点按肾俞、大肠俞、秩边、环跳等穴位，以酸胀为度。

（2）患者侧卧位。术者使用推肩、压髋斜扳法，左右交替操作，多可闻及"咔嗒"弹响声。

（3）患者俯卧位。术者以腰部拍法结束。

2.缓解期　推拿力度可适度增加，以患者能耐受为度。临床操作在斜扳法后，增加小鱼际擦法、叩击法。具体如下：

（1）患者俯卧位。术者立于患者侧方。使用拇指推法沿督脉自大椎至长强穴一线反复推 8 ～ 10 遍，使用拇指、食指"8"字推法沿膀胱经自上而下推 3 ～ 5 遍，使用擦法在两侧腰背、腰骶部、臀外侧大面积操作 5 ～ 8 分钟，在两侧竖脊肌使用弹拨手法自上而下，两侧交替操作，触及条索状物或明显痛点可使用拇指点按、按揉和重点弹拨手法，手法宜深透有力为宜。使用掌跟揉法操作腰背及臀外侧，重点点按肾俞、大肠俞、秩边、环跳穴等穴位，以酸胀为度。

（2）患者侧卧位。术者使用推肩、压髋斜扳法，左右交替操作，多可闻及"咔嗒"弹响声。

（3）患者俯卧位。术者使用小鱼际擦法横擦腰骶部，透热为度，拳击腰骶部，以腰部拍法结束。

（耿文东　王　刚）

（八）腰椎间盘突出症

腰椎间盘突出症（简称腰突症）主要是因为腰椎间盘各部分（髓核、纤维环及软骨板）超过正常椎间盘的边界范围，压迫神经，导致相应脊髓、脊神经根遭受刺激或压迫，从而引起疼痛、无力、肌节麻痹或皮节感觉分布异常等相应临床症状的一种疾病。

【诊断要点】

1. 临床症状、体征和病史 以腰痛伴单侧或双侧下肢放射痛为主，可伴下肢麻木、肌肉萎缩、肌力下降等症状，严重者可见马尾征，病变间隙棘突旁常有压痛点，可引起放射性疼痛，下肢见肌力、感觉、反射异常，直腿抬高试验或股神经牵拉试验阳性，腰椎活动受限；病因大多与腰部外伤、弯腰搬重物或久站久坐有关。

2. 影像学检查 符合以下影像其中之一：

（1）X 线片改变 可见腰椎侧弯或椎间隙的变窄改变。

（2)CT、MRI 检查 可见到椎间盘突出、后纵韧带钙化、椎管大小、椎间盘与神经的关系等影像学改变。

（3）肌电图 可查出运动神经根有无受累，如胫前肌或腓肠肌有功能障碍，对诊断及定位有一定帮助。还可鉴别是肌力障碍或神经根病变所引起的腰痛。

本病注意与腰椎管狭窄症、腰椎滑脱症和腰椎肿瘤、结核等疾病相鉴别。

【分型分期】

1. 按椎间盘突出的形态分型 腰椎间盘突出症的临床表现及纤维环（髓核）的突出位置、程度各异，可根据临床表现及突出物的情况分型，考虑后面还要对病情进行分类，所以分型着重在突出物的形态上。

（1）后正中型 该型指腰椎间盘后正中膨出（突出）致硬膜囊受压，双侧侧隐窝狭窄。

（2）单侧型 该型指腰椎间盘向左或向右后方突出（膨出），导致单侧侧隐窝狭窄，相应的神经根受压。

（3）脱垂型　指纤维环破裂，腰椎间盘突出、脱垂甚至游离。

2.按病情分型

（1）疼痛型　以下肢放射痛为主，疼痛症状明显，下肢麻木、肌力减弱为辅，提示神经受压，以炎症表现为主。

（2）麻木型　以下肢麻木、无力为主，疼痛为辅，提示神经损伤为主。

（3）间歇跛行型　以下肢疼痛，行走或站立时出现间歇性跛行为主，提示侧隐窝狭窄，以单侧性、神经定位清晰而区别于腰椎管狭窄的间歇性跛行。

3. 按病变部位分型　病位是指引起临床症状，CT、MRI 检查发现突出的部位，突出部位和下肢的神经定位相一致，如"腰 4～5、腰 5 骶 1"。

4.按发作周期分期

（1）急性期　椎间盘突出导致神经根水肿，以剧烈疼痛（可呈烧灼样、刀割样），腰转侧不便，行走困难，直腿抬高试验强阳性，棘突明显压痛及放射痛为主要表现。

（2）迁延期　疼痛缓解，直腿抬高试验、跟臀试验（程度）改善，但下肢仍有明显的神经支配区域的疼痛、麻木，时轻时重，伴随肌力、感觉及膝、踝反射的改变，症状反复。

【推拿治疗】腰椎间盘突出症的推拿治疗主要有急性期和迁延期之别，同期不同型的治疗则依据病变部位及椎间盘突出的形态不同而有不同的侧重点。急性期以解决肌肉痉挛和炎症疼痛为主，用擦、点、按、弹、拨、扳腰或牵抖等手法，达到促进血液循环，缓解神经炎症，减轻椎间盘压力的目的；迁延期是在减轻疼痛手法的基础上增加点穴（补法）及神经松动术等康复类手法，以活利关节，增加肌肉弹性，改善神经微循环，促进恢复。

1.急性期

（1）患者俯卧位。术者立于患侧，以擦法依次放松腰背部、臀部、下肢，从上至下，从患侧到健侧，手法轻柔舒缓。

（2）继以掌揉法按揉腰部及臀部，彻底放松腰背肌。

（3）按椎间盘突出部位找到病变间隙，棘突旁开1cm找到压痛点，点按患侧压痛点；若引起下肢放射痛，可适当延长按压时间。按压力度应从轻到重，以患者能承受的力度为准，均匀渗透。急性期切忌过度按压。

（4）在点按的基础上做弹拨手法，从患侧脊旁痛点开始，上下弹拨竖脊肌。

（5）伴有腰肌劳损或腰肌痉挛者，可适当对腰3横突附近肌群做按压弹拨放松手法。

（6）用拇指按压弹拨法弹拨臀中肌及环跳穴，拨动时疼痛较甚，以患者能耐受为宜。

（7）使患者双手抓住床头，术者两手握住其两踝上部，用力向下牵引；然后放松，做左右摆动；待患者腰部肌肉松弛时，突然抖颤腰部3～4次；然后再用力向下牵引。

（8）患者侧卧位。嘱患者患肢在上做髋膝关节屈曲，健侧下肢伸直。术者一手推按住患者肩前部或肩后部，另一手抵住患者臀部或髂前上棘，将患者腰部旋转至最大限度后，两手同时用力，做相反方向扳动；然后用同样的方法做健侧斜扳。

（9）结束操作：患者俯卧位。术者使用叩击法，以空拳叩击患侧腰部，由腰至小腿，从上而下，由内至外，缓慢叩击，以作结束。

2.迁延期 推拿力度较急性期应适当减轻，以患者能耐受为度。临床操作在急性期第7、8步之间，增加点穴（补法）及神经松动术等康复类手法。具体如下：

（1）患者俯卧位。在急性期第7步操作后，施术者先在背俞穴施以指揉法（二指揉，即以食指、中指二指指端分别指揉左右侧背俞穴），自上而下，重点在脾俞、胃俞、肾俞、腰阳关做指揉法或鱼际揉法各1～2分钟，再按揉委中、承山穴各1分钟。

（2）患者仰卧位。施术者立于患侧，一手放于患者膝关节，另一手放于足部，将患侧髋关节屈曲内收，腿处于膝伸位，缓慢抬高患肢，踝背屈，直到出现阻力或疼痛，在神经张力最大的点，对腰椎节段神经根交替进行牵伸和放松。需要注意的是，通常进行神经松动术时，直腿抬高髋关节屈曲角度不超过70°，且不宜做持续牵伸。

（3）转到急性期第8步，之后结束操作。

（苏　嘉　龙翔宇）

（九）腰椎滑脱症

腰椎滑脱症是腰椎椎体因椎旁组织（肌肉、韧带、关节囊）劳损或椎间盘退变，椎间隙改变而松弛，失去保护作用，或因椎弓根断裂，失去椎关节的连系而向前滑脱，腰椎承受力变异，导致腰椎关节、周围的软组织进一步损伤，椎管内马尾神经或神经根受压、血液供应障碍，出现以腰痛或下肢麻痹、疼痛为主要表现的疾病。

【诊断要点】

1.临床症状、体征和病史　以腰骶部疼痛、乏力为主，或伴下肢放射痛、间歇性跛行等症状，滑脱椎体棘突旁压痛。触诊脊柱时椎体滑脱相应的椎间隙有阶梯样改变。先天性发育缺陷和慢性劳损或应力性损伤是腰椎滑脱的重要原因。

2.影像学检查　符合以下影像其中之一：

（1）X线片改变　X线侧位片有助于发现腰椎椎体相对于邻近椎体的移位，一般根据下位椎体来判断椎体滑脱方向和程度（每移位1/4相当于Ⅰ度）。X线斜位片有助于发现腰椎峡部裂，峡部可观察到一条带状透亮裂隙（狗戴项圈征）。椎小关节退变时X线片可观察到关节间隙变窄，关节突骨质增生。

（2）CT、MRI检查　能显示峡部、椎小关节和软组织情况，评估椎管狭窄、神经根受压及椎间盘退变情况，以及椎管的错位程度。建议首选 MRI 检查。

本病注意与腰椎间盘突出症、腰椎管狭窄症和腰椎骨折相鉴别。

【分型分期】

1.按临床症状分型

（1）腰型　出现单纯腰部症状，表现为腰痛、乏力、关节交锁、活动障碍，类似于腰椎骨性关节炎及腰肌劳损的临床表现。

（2）神经根型　出现腰痛、下肢放射痛，下肢神经支配区域症状清晰，类似于腰椎间盘突出症的临床表现及体征。

（3）椎管型　单侧或双下肢痹痛、间歇性跛行，出现硬膜囊与血管受压而神经缺血的双重表现，类似于腰椎管狭窄症的临床表现和体征。

2.按发作周期分期

（1）急性期　慢性腰痛或下肢放射痛急性加重，腰痛、下肢放射痛症状明显；伴腰部叩击痛及放射痛，腰部活动功能障碍，腰转侧不便，行走困难。

（2）迁延期　疼痛反复发作，腰部乏力，活动欠利，劳累加重，休息可以缓解。

3.按病变程度划分　按 X 线片显示的滑脱程度，分为Ⅰ度～Ⅳ度。

分度判定国内常用的是 Meyerding 分级，将下位椎体上缘分为 4 等分，根据椎体相对下位椎体向前滑移的程度分为Ⅰ～Ⅳ度。

Ⅰ度：椎体向前滑动不超过椎体中部矢状径的 1/4 者。

Ⅱ度：椎体向前滑动超过椎体中部矢状径的 1/4，但不超过 2/4 者。

Ⅲ度：椎体向前滑动超过椎体中部矢状径的 2/4，但不超过 3/4 者。

Ⅳ度：椎体向前滑动超过椎体矢状径的 3/4 者。

4.按病变性质划分　根据椎弓根是否断裂，分为真性滑脱、假性滑脱。

【推拿治疗】腰椎滑脱症的推拿治疗主要有急性期和迁延期之别，同期不同型的治疗则依据临床症状及病变程度不同而有不同的侧重点。

急性期以解决肌肉痉挛和神经炎症为主，用擦、点、按、弹、拨、旋腰拉伸法或前屈擦腰等手法，达到促进血液循环，缓解神经炎症的目的；迁延期是在减轻疼痛手法的基础上增加点穴（补法）及神经松动术等康复类手法，以活利关节，增加肌肉弹性，改善神经微循环，促进恢复。

1.急性期

（1）患者俯卧位。术者立于患侧，以擦法依次放松腰背部、臀部、下肢，从上至下，从患侧到健侧，手法轻柔舒缓。

（2）继以掌揉法按揉腰部及臀部，彻底放松腰背肌。

（3）按椎间盘突出部位找到病变间隙，棘突旁开 1cm 找到压痛点，点按患侧压痛点；若引起下肢放射痛，可适当延长按压时间。按压力度应从轻到重，以患者能承受的力度为准，均匀渗透。急性期切忌过度按压。

（4）在点按的基础上做弹拨手法，从患侧脊旁痛点开始，上下弹拨竖脊肌。

（5）伴有腰肌劳损或腰肌痉挛者，可适当对腰 3 横突附近肌群做按压弹拨放松手法。

（6）用拇指按压弹拨法弹拨臀中肌及环跳穴，拨动时疼痛较甚，以患者能耐受为宜。

（7）患者侧卧位。嘱患者在床边侧卧，患肢在上做屈髋伸膝，自然下垂至床边，健侧下肢伸直。术者一手推按住患者肩前部或肩后部，另一手扶住患者臀部或髂前上棘，将患者腰部旋转后，术者用脚勾住患肢做拉伸运动。

（8）结束操作：患者仰卧位。嘱患者屈髋屈膝，双手抱膝，上半身抬起，然后以腰椎和骶骨为着力点，在术者辅助下于床上前后滚动，以作结束。

2. 迁延期　推拿力度较急性期应适当减轻，以患者能耐受为度。临床操作在急性期第 6、7 步之间，增加点穴（补法）及神经松动术等康复类手法。具体如下：

（1）患者俯卧位。在急性期第6步操作后，施术者先在背俞穴施以指揉法（二指揉，即以食指、中指二指指端分别指揉左右侧背俞穴），自上而下，重点在脾俞、胃俞、肾俞、腰阳关做指揉法或鱼际揉法各1～2分钟，再按揉委中、承山穴各1分钟。

（2）患者仰卧位。施术者立于患侧，一手放于患者膝关节，另一手放于足部，将患侧髋关节屈曲内收，腿处于膝伸位，缓慢抬高患肢，踝背屈，直到出现阻力或疼痛，在神经张力最大的点，对腰椎节段神经根交替进行牵伸和放松。需要注意的是，通常进行神经松动术时，直腿抬高髋关节屈曲角度不超过70°，且不宜做持续牵伸。

（3）转到急性期第7步，之后结束操作。

（苏　嘉　王　刚）

（十）腰椎管狭窄症

腰椎管狭窄症是指因原发或继发因素造成椎管结构异常、椎管腔变窄、硬膜囊内神经受压、血液循环障碍，出现以间歇性跛行为主要特征的腰腿痛疾病。

【诊断要点】

1. 临床症状、体征和病史　以下肢痹痛或腰臀痛为主，伴间歇性跛行，严重者可表现为鞍区麻木、大小便功能障碍等；早期可无阳性体征（即"症状多、体征少"），腰后伸试验阳性。多由于腰椎的退行性变引起，腰椎间盘突出或合并黄韧带增厚是最常见的原因。

2. 影像学检查　符合以下影像其中之一：

（1）X线片改变　可显示腰椎不同程度地退行性改变，如椎体、小关节骨赘形成，关节突肥大，椎间隙狭窄及腰椎滑脱等。X线片上可测量椎弓间距，正位片上通常从上而下椎弓根间距逐渐增大。

（2）CT检查　可清楚地显示中央椎管及两侧神经根通道，可准确测量椎管前后径及侧隐窝宽度。一般认为，正常人侧隐窝宽度＞3mm，＜3mm为侧隐窝相对狭窄，＜2mm为绝对狭窄，CT片一般选在椎弓根层面测量侧隐窝宽度。而腰椎管前后径 < 15mm 视为异常，< 10mm 为相对椎管狭窄，< 8mm 为绝对椎管狭窄。如果椎弓根间距小于 18mm 应视为异常。CT 片可清楚地区分椎间盘、黄韧带和硬脊膜，对于各种退行性改变的显示较平片更为清晰。

（3）MRI 检查 除可显示 CT 检查可见的各种退行性改变外，可更清晰地区分椎管内硬膜外脂肪、硬脊膜、蛛网膜下腔、脑脊液、马尾和神经根等结构，显示韧带病变层次较 CT 更为丰富，如增厚韧带内的变性，可清晰显示神经根。

本病注意与腰椎间盘突出症、腰椎滑脱症和腰椎肿瘤相鉴别。

【分型分期】

1.按按疾病程度划分

（1）重度 间歇性跛行 200 米以内，站立 5 分钟以内；有鞍区症状。

（2）中度 间歇性跛行 1500 米以内，站立 15 分钟以内。

（3）轻度 腰背疼痛，间歇性跛行，但未严重影响工作和生活。

根据症状、影像学检查的结果，判断腰椎管狭窄症所发生的节段进行分型，例如腰 4～5、腰 5 骶 1 等。

2.按发作周期分期

（1）急性期 椎间盘突出导致神经根水肿，以剧烈疼痛（可呈烧灼样、刀割样），腰转侧不便，行走困难，直腿抬高试验强阳性，棘突明显的压痛及放射痛为主要表现。

（2）迁延期 疼痛缓解，直腿抬高试验、跟臀试验（程度）改善，但下肢仍有明显的神经支配区域的疼痛、麻木，时轻时重，伴随肌力、感觉及膝、踝反射的改变，症状反复。

【推拿治疗】腰椎管狭窄症的推拿治疗主要有急性期和迁延期之别，同期不同型的治疗则依据病变部位及病变程度的不同而有不同的侧重点。急性期以解决肌肉痉挛和炎症疼痛为主，用擦、点、按、弹、拨、扳腰等手法，达到促进血液循环，缓解神经炎症的目的；迁延期是在减轻疼痛手法的基础上，增加点穴（补法）及神经松动术等康复类手法，以活利关节，增加肌肉弹性，改善神经微循环，促进恢复。

1.急性期

（1）患者俯卧位。术者立于患侧，以滚法依次放松腰背部、臀部、下肢，从上至下，从患侧到健侧，手法轻柔舒缓。

（2）继以掌揉法按揉腰部及臀部，彻底放松腰背肌。

（3）按椎间盘突出部位找到病变间隙，棘突旁开1cm找到压痛点，点按患侧压痛点，若引起下肢放射痛可适当延长按压时间，按压力度应从轻到重，以患者能承受的力度为准，均匀渗透，急性期切忌过度按压。

（4）在点按的基础上做弹拨手法，从患侧脊旁痛点开始，上下弹拨竖脊肌。

（5）伴有腰肌劳损或腰肌痉挛者，可适当对腰3横突附近肌群做按压弹拨放松手法。

（6）用拇指按压弹拨法弹拨臀中肌及环跳穴，拨动时疼痛较甚，以患者能耐受为宜。

（7）患者侧卧位。嘱患者患肢在上做髋膝关节屈曲，健侧下肢伸直。术者一手推按住患者肩前部或肩后部，另一手抵住患者臀部或髂前上棘，将患者腰部旋转至最大限度后，两手同时用力，做相反方向扳动。然后用同样方法做健侧斜扳。

（8）结束操作：患者俯卧位。术者使用叩击法，以空拳叩击患侧腰部，由腰至小腿，从上而下，由内至外，缓慢叩击，以作结束。

2.迁延期 推拿力度较急性期应适当减轻，以患者能耐受为度。临床操作在急性期第6、7步之间，增加点穴（补法）及神经松动术等康复类手法。具体如下：

（1）患者俯卧位。在急性期第6步操作后，施术者先在背俞穴施以指揉法（二指揉，即以食指、中指二指指端分别指揉左右侧背俞穴），自上而下，重点在脾俞、胃俞、肾俞、腰阳关做指揉法或鱼际揉法各

1～2分钟。再按揉委中、承山穴各1分钟。

腰部治疗手法
视频

（2）患者仰卧位。施术者立于患侧，一手放于患者膝关节，一手放于足部，将患侧髋关节屈曲内收，腿处于膝伸位，缓慢抬高患肢，踝背屈，直到出现阻力或疼痛，在神经张力最大的点，对腰椎节段神经根交替进行牵伸和放松。需要注意的是，通常进行神经松动术时，直腿抬高髋关节屈曲角度不超过70°，且不宜做持续牵伸。

（3）转到急性期第7步，之后结束操作。

（苏　嘉　龙翔宇）

四、髋部

（一）臀上皮神经卡压综合征

臀上皮神经卡压综合征是由于腰臀部肌肉、筋膜的急慢性损伤，牵拉或压迫皮神经，引起腰臀部疼痛伴同侧下肢疼痛或感觉异常的综合征。

【诊断要点】

1.一侧腰臀部弥散性疼痛，可放射到大腿后侧，痛不过膝；或同侧下肢神经支配区域感觉异常。

2.髂峰中点下2～3cm处压痛明显，可触及条索样物。

3.痛点神经阻滞可使腰臀部疼痛减轻或消失。

本病注意与腰椎间盘突出症、梨状肌综合征相鉴别。

【分期】

1.急性期　慢性反复疼痛急性加重或腰臀部疼痛明显，腰部活动受限，疼痛放射至大腿后外侧，患肢不能负重。

2.迁延期　腰臀部疼痛反复，腰部活动欠利，同侧下肢神经支配区域感觉异常，劳累后加重，休息可以减轻。

【推拿治疗】急性期患者以疼痛、痉挛、活动受限为主，手法治疗的原则是解痉镇痛、理筋整复，用滚、弹拨、点按等理筋手法及腰部侧扳、髂腰对抗牵拉；迁延期患者以酸痛、麻木为主，手法治疗的原则是舒通经络、活血行瘀，用滚、揉、擦、拍等手法。

1.急性期

（1）患者俯卧位。医者立于患者患侧，以滚法放松患侧腰骶部、臀部、大腿后外侧，由外到内，手法应轻柔舒缓。

（2）用拇指弹拨竖棘肌、骶棘肌、臀大肌，或弹拨可触及的条索样物，弹拨方向与紧张肌束或条索样物垂直，弹拨要由浅到深，由轻到重；并用拇指点按髂嵴中点下 2～3cm 处压痛明显处，以指下酸胀为宜，力量不宜过大，避免强刺激。

（3）继以掌揉法按揉臀部、大腿后侧及外侧。

（4）患者侧卧位。患者健侧卧，健侧下肢伸直，患侧下肢屈髋屈膝90°。术者以前臂推揉法按揉患侧臀部，重点是臀部痉挛的肌肉以及阳性反应点。

（5）分别于双侧卧位行腰部侧扳法。

（6）患者仰卧位。医者站其患侧，用一手扶住患侧膝部，另一手握其踝部，做患肢的屈髋屈膝内旋牵拉法，以拉长肌纤维松解臀部及下肢后侧肌群，持续 1 分钟，反复牵拉施术 3 遍。

（7）用空拳叩击法，由腰及膝，从上而下，由内至外，缓慢叩击患肢。

（8）指导患者行"拱桥运动"5～10 次。

2.迁延期

（1）患者俯卧位。术者在急性期第 2 步骤时，用拇指点按肾俞、大肠俞、关元俞、居髎、殷门、委中等穴，以指下酸胀为宜，力量不宜过大，避免强刺激。

（2）患者侧卧位。患者健侧卧，健侧下肢伸直，患侧下肢屈髋屈膝90°。医者以前臂推揉法按揉患侧臀部，并用点按环跳、风市、阳陵泉等穴位，环跳可用肘尖点按。

（3）患者俯卧位。术者掌根揉或以前臂推揉足太阳经及少阳经路线，于环跳、风市穴重点刺激，按揉阳陵泉，肘压承扶穴重刺激局部肌束，以局部放射性酸麻为宜。

（4）用叩击法，以空拳叩击患肢，由腰及膝，从上而下，由内至外，缓慢叩击。

（胡洪平 龙翔宇）

（二）梨状肌综合征

梨状肌综合征是由于外伤、慢性劳损等原因导致梨状肌损伤、变性，从而刺激或压迫坐骨神经，引起以一侧臀部及下肢疼痛为主的病症。

【诊断要点】

1.反复的臀部疼痛，可向小腹部、大腿后侧及小腿外侧放射。

2.腰部无压痛，臀部可触及梨状肌紧张痉挛，甚至呈条索状，压痛点在坐骨神经出口处。

3.直腿抬高小于60°疼痛明显，大于60°疼痛反而减轻。

4.梨状肌紧张试验阳性。

5.排除根性坐骨神经痛。

本病当与腰椎间盘突出症、臀上皮神经卡压综合征及第三腰椎横突综合征进行鉴别。

【分期】

1.急性期 急性起病或慢性疼痛明显急性加重，疼痛剧烈，压痛明显，下肢放射痛，跛行。

2.迁延期 臀部疼痛反复，严重时放射至下肢且可有神经损伤，臀部可触及梨状肌痉挛甚至呈条索状，坐骨神经出口有压痛、放射痛。

【推拿治疗】急性期患者以疼痛、痉挛、活动受限为主，手法治疗原则是解痉镇痛，用弹拨、点按等理筋手法；迁延期患者以酸痛、麻木为主，手法治疗原则是舒通经络，用㨰、揉、擦、拍等手法。

1.急性期

（1）患者俯卧位。术者立于患者患侧，用㨰法或掌根揉法放松患侧臀部、大腿后外侧，由外到内，手法应轻柔舒缓。

（2）用拇指弹拨法沿梨状肌肌腹垂直方向进行弹拨，由浅入深、力度由小到大不断点按拨动，使力度深透至病所，局部产生酸麻胀的感觉；对肥胖患者，可用肘尖部施术。并点按阿是穴。

（3）患者侧卧位。患者健侧卧，健侧下肢伸直，患侧下肢屈髋屈膝90°。医者以前臂推揉法按揉患侧臀部，重点是臀部梨状肌投影区（髂后上棘下方2cm与股骨大转子上缘的连线）。

（4）用肘尖点按患侧臀部梨状肌之体表投影的中点，以患者局部或沿坐骨神经通路有发热感为宜。

（5）患者仰卧位。医者站其患侧，用一手扶住患侧膝部，另一手握其踝部，做患肢的屈膝屈髋弹腿、内收内旋髋部等被动运动，反复施术3～5次。

（6）双手握住患肢踝部，抖动患肢。

（7）指导患者行"大腿内收内旋运动"5～10次。

2.迁延期

（1）患者俯卧位。术者在急性期第2步骤时，用拇指点按气海俞、大肠俞、关元俞、环跳、承扶、殷门、委中、阳陵泉、承山等穴，使局部产生酸麻胀的感觉；对肥胖患者，可用肘尖部施术。

（2）患者侧卧位。术者手法同急性期第3、4步骤。

（3）患者俯卧位。术者使用掌根揉或以前臂推揉足太阳经及少阳经路线，于环跳、风市穴重点刺激，按揉阳陵泉，肘压承扶穴重刺激局部肌束，以局部放射性酸麻为宜。

（4）用掌推法推擦患侧臀部及下肢后侧。

（5）双手握住患肢踝部，抖动患肢。

（6）用拍打法或叩击法，施术于患肢，由腰及膝，

梨状肌综合征
之弹拨法视频

从上而下，由内至外，缓慢叩击。

（胡洪平　王　刚）

（三）骶髂关节损伤

骶髂关节损伤多是由于姿势不当导致腰骶部肌肉平衡失调，或外力直接作用于骶髂关节，造成关节面本身及周围韧带、肌腱的损伤；甚至可由于韧带松动而引起关节移位，也称为骶髂关节半脱位。本病多呈急性发作，症状严重者常无法站立，甚至卧床不敢移动。

【诊断要点】

1. 主要表现为腰骶部疼痛，下肢承重困难，跛行，主动用力抬腿受限，被动抬腿后撤力时疼痛，一般缓缓放下。多有外伤史或孕产史。

2. 体格检查：骨盆倾斜，脊柱侧凸，两下肢外观不等长；两侧髂后上棘、髂后下棘等骨性标志不对称，且有压痛及叩击痛。"4"字试验阳性，髋关节后伸试验阳性。

3. X 线片符合骶髂关节病变特征，并排除其他疾病。

本病应与腰椎间盘突出症、骶髂关节滑膜炎、梨状肌综合征相鉴别。

【分型】根据关节脱位及脱位复位后关节周围软组织的损伤和恢复情况，分为脱位型与损伤型；而根据其病因，又可分为外伤型与妊娠型。

1. 脱位型 X 光片显示关节间隙改变或骨盆结构改变，患侧下肢基本不能负重，主动抬腿困难。

2. 损伤型 脱位型经治疗后，X 光片显示关节间隙改变或骨盆结构改变基本纠正，或急慢性损伤、妊娠后的损伤未导致关节脱位，仅表现为腰骶部酸痛、骶髂关节投影区压痛。

【推拿治疗】损伤型以腰骶部疼痛为主，手法治疗的原则是舒筋通络止痛，用㨰、揉、弹拨、点按等理筋手法；脱位型出现严重的活动障碍，手法治疗的原则是理筋整复止痛，在㨰、揉、弹拨等手法的基础上运用正骨复位手法。

1.损伤型

（1）患者俯卧位。术者立于患者患侧，以㨰法放松患侧腰骶部、臀部、大腿后外侧，由外到内，手法应轻柔舒缓。

（2）用拇指弹拨法弹拨竖棘肌、骶棘肌及骶髂关节周围肌群，如臀肌、臀中肌及阔筋膜张肌等，或弹拨可触及的条索样物，弹拨方向与紧张肌束或条索样物垂直，弹拨要由浅到深、由轻到重。

（3）用拇指点按骶髂关节周围压痛明显处及气海俞、大肠俞、关元俞、环跳、承扶、殷门、委中等穴位，以指下酸胀为宜，力量不宜过大，避免强刺激。

（4）继以掌揉法按揉骶髂关节周围肌群，并用叠掌放在关节面上做适当的按压复位。

（5）用拍法拍打患侧腰骶部、臀部、大腿后外侧，由内到外，手法应轻柔舒缓。

（6）患者仰卧位，并腿屈髋屈膝90°。术者用一手扶住双膝部，另一手扶住其踝部，分别做顺时针与逆时针交替的旋转摇髋法，反复牵拉施术3～5遍。

（7）指导患者行"拱桥运动"5～10次。

2.脱位型

（1）患者俯卧位。术者手法同损伤型第1～5步骤。

（2）患者侧卧位。术者用正骨复位手法，脱位型又可分为前半脱位与后半脱位，临床上需结合影像学检查，针对不同的情况施予不同的复位手法。

1）前半脱位正骨复位手法：

①患者健侧卧位，身体靠近床边，健侧下肢伸直，患肢屈髋屈膝。术者面对面站立，一手按住患者肩部向后固定其躯体，另一手按住患侧膝部向前向下做最大限度的按压，由于杠杆作用，可使骶髂关节错动而复位。

②患者仰卧位。术者立于患侧，患者屈髋屈膝，术者一手置于髂前上棘，另一手置于坐骨结节上，胸腹部抵在患者小腿前侧，双手协同用力，将大腿前侧贴近患者腹部，来回数次。

2）后半脱位正骨复位手法：

①患者健侧卧位，健侧下肢伸直，患膝关节屈曲至 90°。术者站在身后，一手向前抵住患侧骶髂关节，一手握住患肢踝上部，向后扳至最大限度的同时，两手做相反方向的推拉。

②患者俯卧位。术者立于患侧，一手置于髂后上棘，另一手扳住患者下肢，双手协同用力，做相对扳动，来回数次。

（3）患者俯卧位。术者双手重叠置于其腰骶部，推摇身躯，而后牵抖双下肢。

（胡洪平　龙翔宇）

（四）髋关节滑膜炎

髋关节滑膜炎是一种由非特异性炎症引起的短暂的以急性髋关节疼痛、肿胀、跛行为主要特征的病症，又称髋关节一过性（暂时性）滑膜炎。本病好发于 3～10 岁的儿童，偶见于成人，其中以男性较常见。

【诊断要点】

1. 有扭伤或劳累病史，急性起病，好发于 3～10 岁儿童。

2. 患肢疼痛，跛行，骨盆向患侧倾斜。

3. "4" 字试验阳性，髋关节内旋、外展受限。

4. MRI 检查显示关节腔积液。

本病当与急性化脓性髋关节炎、儿童风湿性关节炎相鉴别。

【分型】

1. 急性炎症期　儿童起病 3 天，成人起病 1 周以内，负重困难，避痛步态（跛行）明显，关节活动障碍（"4" 字试验、屈髋内旋试验阳性），儿童患肢增长；MRI 检查见关节腔积液。

2. 迁延期　急性期经治疗或小儿制动 3 天后，轻微髋部疼痛并伴腹股沟中点压痛，无放射痛，关节活动基本正常。

【推拿治疗】急性期以减轻炎症疼痛为主，用擦、揉、牵抖等放松手法；迁延期可在放松的基础上增加摇法、牵抖等活动关节类手法，以促进血液循环，改善关节活动度，减缓关节粘连的进度。

1.成人手法

（1）急性期

①患者仰卧位。术者立于患侧，以擦法放松髋部、大腿外侧至膝部，从外到内，再由大腿根部至膝部，手法应轻柔舒缓。

②继以掌揉法按揉腹股沟、大腿前侧及内侧。

③用拇指按揉内收肌肌腱，并用拇指点按腹股沟中点，以指下酸胀为宜，力量不宜过大，避免强刺激。

④双手用拿法拿捏股四头肌。

⑤患者侧卧位。用擦法、掌揉法施术于臀部及大腿外侧，使肌肉有效放松。

⑥用拇指按压弹拨法弹拨臀外侧阔筋膜张肌，拨动时疼痛较甚，以患者能耐受为宜。

⑦用拇指或肘部点按环跳穴、股骨大转子周围，使其有酸胀感为宜，从而达到舒筋解痉通络之功。

⑧患者仰卧位。医者立于患者足端，双手紧握患肢踝关节，用力牵拉患肢，持续20～30秒后，尽量屈膝屈髋，并做顺时针、逆时针旋转髋关节(力度以患者能忍受为度)，反复5～10次；最后再用力牵拉抖动患肢，持续20～30秒。

⑨用叩击法，以空拳叩击患肢，由髋及膝，从上而下，由内至外，缓慢叩击。

⑩指导患者行"踩单车"运动。

（2）迁延期　推拿力度可适度增加，以患者能耐受为度。临床操作在急性期第7、8步之间，增加摇髋、弹腿。具体如下：

①患者仰卧位。在急性期第7步操作后，术者以一手扶膝，另一手

握踝，使患肢做髋屈曲、内收、外展运动，角度以能耐受为度。然后双掌重叠，抱患侧膝，做髋关节旋转运动。

②患者下肢放松，两手抓住床沿以作固定，或助手双手拉住患者双腋下以固定。术者立于患侧足端前方，用双手握住患者踝部，并将其抬离床面，使臀部不紧贴床面为度；在此情况下，用力做连续不断的小幅度的成波浪形的上下牵拽抖动1分钟左右。

③患肢抬高，术者一手握患肢踝部，另一手置于患肢膝关节处，对患肢进行弹腿操作，动作不宜过猛。

④用叩击法，以空拳叩击患肢，由髋及膝，从上而下，由内至外，缓慢叩击。

⑤指导患者行"踩单车"运动。

2. 儿童手法 急性期及迁延期手法无明显区别，只是在手法的力度及被动法髋关节的幅度上注意根据临床实际情况进行调整。

（1）患者仰卧位。术者位于患侧，用㨰法或掌根揉法，自上而下反复施于大腿的前外侧肌群，然后使患侧屈膝外展外旋呈"4"字形，施手法于髋及大腿的前内外侧肌群。

（2）用拇指点按腹股沟痛点及髀关、伏兔、足三里、血海、阴陵泉、三阴交、悬钟、太溪等穴位，力度由轻到重，可用点揉法。

（3）用拿捏法，双手或弹手拇指与其余四指相对用力，自上而下同时提拿髋部及大腿前内外侧肌肉，缓慢轻揉，反复提拿3～5次。

（4）一手按在腹股沟处，另一手握住小腿，两手稍用力做拔伸牵引并轻轻摇晃髋关节5～6次；再迅速将患髋内旋，向上屈髋屈膝，使膝关节靠近胸部，足跟靠近臀部，此时按腹股沟之手改按膝部，并用力下按2～3次；然后将患肢牵引放平再与健侧相比，要求两侧长短相等。

（5）用擦法或掌根推法，自上而下施于患侧髋部及大腿前面肌肉，以局部透热为度。

（6）患者俯卧位。术者位于患侧，用㨰法或掌根揉法，从上而下施术于臀肌至跟腱，再沿臀腿外侧自上而下至踝上，反复3～5次。

（7）用拇指点按髋关节局部痛点及肾俞、秩边、环跳、风市、委中、承山、昆仑等穴位，力度由轻到重，可用点揉法。

髋关节滑膜炎
视频

（8）医者一手握住患肢踝部、一手固定骨盆，缓慢持续过伸牵引后，酌力抖动 3～5 次；在此基础上，自前上、后下旋转，同时逐渐加大外展幅度，直至患者能忍受的最大活动限度。反复施术 3 次。

（9）叩打法：用双手叠掌或双手紧握拳或利用小鱼际处用力，交替叩打患肢，自臀肌始至小腿比目鱼肌下端，反复 3～5 次。

（胡洪平　王　刚）

（五）股骨头缺血性坏死

股骨头缺血性坏死是因局部创伤、滥用激素药、过量饮酒等引起股骨头血供受损或中断，导致骨髓成分结构改变及骨细胞死亡，继而导致股骨头结构改变、股骨头塌陷、关节功能障碍的疾病。

【诊断要点】

1. 临床症状、体征和病史　以腹股沟和臀部、大腿部位为主的疼痛，腹股沟中点有压痛，"4"字试验阳性，髋关节内旋活动受限。有髋部外伤史或皮质类固醇应用史、酗酒史。

2. 影像学检查　符合以下影像其中之一：

（1）X 线片改变　股骨头塌陷，不伴关节间隙变窄；股骨头内有分界的硬化带；软骨下骨有透 X 线带（新月征，软骨下骨折）。

（2）CT 检查　骨结构发生坏死性改变，包括囊性改变、低密度区、塌陷等。

（3）MRI 检查　股骨头 MRI 的 T1 加权相呈带状低信号（带状类型）或 T2 加权相有双线征。

本病注意与髋关节原发性骨关节炎、类风湿性关节炎和强直性脊柱炎相鉴别。

【分型分期】

1.按临床症状分型

（1）滑膜炎症型 常见于股骨头缺血性坏死早中期。表现为患侧髋关节疼痛，腹股沟明显，或伴大腿部位疼痛，静息痛较明显，痛性跛行。查体腹股沟中点压痛，"4"字试验阳性，部分患者轴叩痛可呈阳性。X线检查除了股骨头缺血性影像改变外，可见髋关节囊肿胀，MRI检查显示患侧髋关节间隙增宽和关节腔积液。

（2）坏死退变型 疼痛症状，尤其是静息痛不甚明显，有跛行、行走疼痛、髋关节活动受限。查体腹股沟、臀部等局部深压痛，"4"字试验、Allis征及单腿独立试验征可呈阳性；其他体征还有外展、外旋受限或内旋活动受限，患肢可以缩短，肌肉萎缩，甚至有半脱位等。影像学检查可见股骨头缺血性影像改变，无髋关节囊肿胀及关节积液。

2.按退变程度分期

0期：髋关节无症状，X线片亦无异常，但因对侧已出现症状并确诊，而双侧受侵者又达85%以上，故将此期称静默髋。

Ⅰ期：髋关节处有疼痛，可因外伤或劳累后发生，呈进行性，夜间重，内旋、外展略受限。X线片可见部分区域稀疏。

Ⅱ期：临床症状继续加重。X线片表现为骨密度增高及囊样变，软骨下骨出现弧形透光带，称半月状征，但股骨头外形仍正常。

Ⅲ期：病髋疼痛妨碍行动，各方活动已明显受限。X线片股骨头边缘因塌陷而有重叠，或已失去圆形，硬化区明显。

Ⅳ期：病程已至晚期，股骨头变形，关节间隙狭窄，髋臼硬化，出现明显的

【推拿治疗】股骨头坏死不同时期的临床表现不同，推拿治疗的侧重点也有所变化。滑膜炎症型以减轻炎症疼痛为主，用擦、揉、牵抖等放松手法；中期（Ⅱ～Ⅲ期）可在放松的基础上增加摇法、牵抖等活动关节类手法，以促进血液循环，改善关节活动度，减缓关节粘连的进度；晚期（Ⅳ期）则主要缓解肌肉紧张，降低肌肉张力，用弹拨、推、

摇等手法，此时股骨头已塌陷，不适宜进行弹腿操作。

1. 早期

（1）患者仰卧位。术者立于患侧，以擦法放松髋部、大腿外侧至膝部，从外到内，再由大腿根部至膝部，手法应轻柔舒缓。

（2）继以掌揉法按揉腹股沟、大腿前侧及内侧。

（3）用拇指按揉内收肌肌腱，并用拇指点按腹股沟中点，以指下酸胀为宜，力量不宜过大，避免强刺激。

（4）双手用拿法拿捏股四头肌。

（5）患者侧卧位。术者用擦法、掌揉法施术于臀部及大腿外侧，使肌肉有效放松。

（6）用拇指按压弹拨法弹拨臀外侧阔筋膜张肌，拨动时疼痛较甚，以患者能耐受为宜。

（7）用拇指或肘部点按环跳穴、股骨大转子周围，使其有酸胀感为宜，从而达到舒筋解痉通络之功。

（8）结束操作：患者仰卧位。术者用叩击法，以空拳叩击患肢，由髋及膝，从上而下，由内至外，缓慢叩击，以作结束。

2. 中期 推拿力度可适度增加，以患者能耐受为度。临床操作在早期第7、8步之间，增加摇髋、牵抖法和弹腿。具体如下：

（1）患者仰卧位。在早期第7步操作后，术者以一手扶膝，另一手握踝，使患肢做髋屈曲、内收、外展运动，角度以能耐受为度；然后双掌重叠，抱患侧膝，做髋关节旋转运动。

（2）患者下肢放松，两手抓住床沿以作固定，或助手双手拉住患者双腋下以固定。术者立于患侧足端前方，用双手握住患者踝部，并将其抬离床面，使臀部不紧贴床面为度；在此情况下，用力做连续不断的小幅度的成波浪形的上下牵拽抖动1分钟左右。

（3）患者患肢抬高。术者一手握患肢踝部，另一手置于患肢膝关节处，对患肢进行弹腿操作，动作不宜过猛。

（4）转到早期第8步，结束操作。

3.后期　不适宜弹腿，适当增加弹拨、推法，摇法增大幅度，具体如下：

（1）患者仰卧位。在早期第 7 步操作后，嘱患者屈曲患髋，将踝关节放至对侧膝关节上部，患膝外展至最大限度。同时一手压膝，另一手拇指弹拨患髋大腿内侧大筋，由髋及膝，由上至下拨动 1～2 次，拨动时疼痛较甚，以患者能耐受为宜。

（2）用掌根推法从上到下推大腿内侧、外侧，使肌肉有效放松。

髋部治疗手法
视频

（3）转到中期第 1、2 步操作。

（4）患者俯卧位，屈膝内收，以足跟叩击臀后。髋关节间隙狭窄者，屈膝可致大腿前侧至大腿根部痛，用力不可过猛。叩击臀后以足跟压臀做内收、外展、旋转运动，以充分伸展股四头肌。

（5）以双手握踝向后拉伸升提做摇摆运动，从而使髋关节间隙拉伸，缓解局部肌痉挛，从而改善其血液循环。

（6）用叩击法，以空拳叩击患肢后侧、内侧和外侧，以作结束。

（王　刚　龙翔宇）

五、下肢

（一）踝关节扭伤

踝关节扭伤是临床常见的疾病，俗称"崴脚""扭脚"等，在关节及韧带损伤中是发病率最高的疾病。踝关节是全身负重最多的关节。踝关节的稳定性对于日常的活动和体育运动的正常进行起重要的作用。踝关节周围的韧带损伤都属于踝关节扭伤的范畴。踝关节扭伤可能导致的损伤包括外踝的距腓前韧带跟腓韧带、内踝三角韧带、下胫腓横韧带等，因外踝扭伤为临床常见，因此这里主要以外踝扭伤的治疗为例。

【诊断要点】

1. 临床症状、体征和病史 多有外伤史、踝关节扭伤史；以踝关节局部肿痛，活动受限，关节周围压痛为主要表现；同时影像学检查排除骨折、脱位。

2. 影响学检查 主要为排除骨折、脱位。首选 X 光检查，X 光片多无明显改变。怀疑韧带断裂或陈旧性踝关节扭伤可考虑使用 MRI 检查以明确诊断与鉴别诊断。

本病注意与踝关节骨折、脱位相鉴别，陈旧性踝关节扭伤应与骨性关节炎、痛风性关节炎、类风湿性关节炎等疾病鉴别。

【分型分期】

1. 按照病程划分

（1）急性踝关节扭伤 病程多为 2 周以内，临床多为此类型。

（2）陈旧性踝关节扭伤 病程超过 2 周，病情反复，关节疼痛时发时止，肿痛反复，多与活动关联，常为急性期处理不当或反复扭伤、关节稳定性下降所致。

2. 按照发病时间划分

（1）急性期 发病 72 小时内，其局部多肿胀较明显，疼痛剧烈，活动困难；局部多伴有出血、肿胀、渗出等病理变化。

（2）恢复期 发病 72 小时后，局部疼痛较急性期改善，局部肿胀改善，活动改善。

【推拿治疗】 踝关节扭伤为推拿治疗的相对禁忌证，急性期（发病72 小时内）为绝对禁忌证期，本阶段主要以制动，减少出血、渗出为目的。恢复期（发病 72 小时后）为相对禁忌期，可局部施以摩法、按揉法，促进局部血液循环，消除水肿。推拿治疗宜以和营理气、活血化瘀、消肿止痛为指导原则，手法刺激宜轻不宜重，多采用摩法、按揉法等，禁止使用大范围活动关节类手法。陈旧性踝关节扭伤为推拿治疗的绝对适应证，推拿治疗宜以舒筋活血、滑利关节为指导原则，多采用点按、按揉、拔伸、摇踝等手法。

1.恢复期

（1）患者仰卧位。术者立于患侧，以小鱼际擦法放松小腿前外侧中下 1/3，拇指按揉自足三里穴至外踝上方，拇指摩法或轻柔地按揉踝关节周围，以痛点为中心，由外向内逐步操作，以患者稍有疼痛为宜。拇指点按解溪、太冲、行间、昆仑、太溪、阳陵泉、足三里等穴位，以感到酸胀为度。手法宜轻，避免强刺激。

（2）患者俯卧位。小腿后侧用擦法，拿捏小腿至跟腱，自上而下 3～5 遍以结束。

2.陈旧性踝关节扭伤 推拿力度可适度增加，以患者能耐受为度。临床操作时在理筋手法的基础上，配合拔伸、摇踝等运动关节类手法。

（1）患者仰卧位。术者采用轻柔手法按摩患处，从痛点周围逐渐向中心按摩，以患者微微觉痛为佳，中等量刺激点按，昆仑、太溪、解溪、悬钟、太冲、足三里等穴位每穴约 15 秒，沿外踝尖 3～5 寸自上而下拇指按揉约 3 分钟。

（2）医者的右手握住患者的足跟，左手握足背（以患者左外踝扭伤为例），助手握住患者的小腿，同时对抗牵引 5～8 分钟，以松解软组织。

（3）为关节复位做准备，缓缓内翻、跖屈至最大限度，这时多可听见弹响声，后突然背伸外翻至中立位，这时多可听见弹响声（此过程始终保持对抗牵引）。助手放下患肢，嘱患者放松。术者保持牵引下突然爆发力向前拔伸患足，此时可听见弹响声。术者如感觉复位不理想，可重复 1 次。

（4）继续以轻柔按摩手法放松 3～5 分钟。

（5）沿跟腱后外侧及踝关节外侧分别使用小鱼际擦法，透热为度，操作结束。

（耿文东 王 刚）

（二）膝关节骨性关节炎

膝关节骨性关节炎 (OA) 是膝关节软骨退行性变引起的，以关节边缘骨质增生为主，累及软骨及软骨下骨质、滑膜、关节囊等关节重要结构的慢性关节炎性疾病。本病又称为膝关节增生性关节炎、退行性关节炎、老年性关节炎、肥大性关节炎等，是老年人常见的一种膝关节病。

【诊断要点】本病的临床诊断标准是：①近 1 个月经常反复膝关节疼痛；②活动时有关节摩擦音；③膝关节晨僵 ≤ 30 分钟；④中老年者（ ≥ 40 岁）；⑤膝关节骨端肥大伴有骨质增生。符合①②③＋④或⑤者，可诊断为膝关节骨性关节炎。

【分型分期】

1.分型

（1）髌骨关节型　髌骨下疼痛、肿胀，压痛点在髌周，髌骨研磨试验阳性，股四头肌紧张（上下楼梯、下蹲时疼痛增加），平地行走可无症状，被动伸屈可无症状。X 线片显示髌骨面退变。

（2）股胫关节型　膝深部疼痛，有时侧方及后方也有疼痛，始动痛，平地行走疼痛，关节间隙变窄时不能下蹲，压痛点可在关节间隙。X 光片显示股胫关节面增生、间隙变窄。

（3）综合型　上述两型的症状同时具备。

2.分退变程度　在膝关节骨性关节炎中，虽然关节滑膜炎症改变是引起肿痛的主要原因，但关节的退变程度直接影响预后，即炎症消退后的康复程度。

1968 年 Ahlback 按膝关节 X 线片的表现，将膝关节骨性关节炎依其严重程度分为 5 级：①Ⅰ级：关节间隙狭窄（50％关节软骨磨损）；②Ⅱ级：关节线消失；③Ⅲ级：轻度骨磨损；④Ⅳ级：中度骨磨损（磨损 0.5 ～ 1cm）；⑤Ⅴ级：严重骨磨损及关节半脱位。

临床也可分为以下三度：①轻度:X 光检查Ⅰ、Ⅱ级退变；②中度:X 光检查Ⅲ、Ⅳ级退变；③重度:X 光检查Ⅴ级退变，关节半脱位，不能下蹲及直膝行走站立，关节屈伸度明显受限。

3.分期

（1）急性（滑膜炎）期　膝关节骨性关节炎急性发作，患者由于关节面的退变产生摩擦造成关节滑膜、滑囊发炎，负重痛，主动活动与休息均痛，呈持续性，关节活动受限明显。MRI 或彩超检查示关节积液，浮髌试验可能为阳性。

（2）迁延期　始动痛，负重痛，但无休息痛，关节活动障碍，行走、上下楼梯、下蹲起身时疼痛加重，症状反复。MRI 检查关节基本无积液。

【推拿治疗】膝关节骨性关节炎根据不同分型及不同时期，推拿治疗的侧重点有所偏倚。根据临床分型，推拿部位有所侧重；根据分期，推拿手法及力度不同。

急性期以改善局部肌群因炎症刺激引起的肌肉痉挛，解除关节保护性强直固定为主。手法操作上宜柔和，以擦法、摸法为主，配合适当的拇指揉及弹拨，避免强刺激手法。

迁延期以促进膝关节韧带功能修复及肌肉力量，改善软骨及半月板内营养供应为主。手法操作部位为关节间隙，内外侧副韧带附着点、腘肌腱投影区，手法以拇指按压、拇指弹拨、掌根揉、擦等较重手法为主。

1.髌股关节型

（1）患者仰卧位，屈曲膝关节 15°～ 20°位，腘窝垫圆枕。术者用擦法作用于其关节内外侧，手法重点针对内外侧副韧带附着点，时间内外侧各约 3 分钟，或操作至局部微微发热为度。

（2）拇指指揉髌股关节间隙、髌前两侧直至局部酸胀感。

（3）术者于患者前方，双手小鱼际紧贴患者内外髌股关节间隙，来回施行擦法，至局部发热。

（4）拇指弹拨股四头肌腱、髌腱，拇指弹拨按压内外侧副韧带附着点。

（5）患者俯卧位。术者用滚法、拇指弹拨作用于其腘肌腱、腓肠肌肌腹及远近端肌腱，直至局部有酸胀感，时间约5分钟。

2.股胫关节型

（1）患者仰卧伸直位。术者用滚法作用于其关节内外侧，小腿外侧胫前肌、骨长肌等肌群，操作至局部有酸胀感。

（2）拇指按揉、弹拨交替作用于内外关节间隙、内外膝眼、内侧鹅足附着点、腓骨长肌附着点。

（3）双手掌相对作用于关节内外侧进行对擦，直至局部皮肤发红发热。

（4）患者俯卧位。术者用滚法、拇指弹拨、按压膝关节后侧腓肠肌、比目鱼肌等肌群，点按局部穴位委中、委阳、合阳、承筋、承山、昆仑等穴位。

3.综合型 结合以上两型手法操作。

（熊建尉 龙翔宇）

（三）半月板损伤

半月板损伤是一种以膝关节局限性疼痛，部分患者有"交锁"现象、股四头肌萎缩为主要表现的疾病。本病多见于青壮年人、运动员和矿工，是膝部最常见的损伤之一。

【诊断要点】

1.有外伤史。

2.膝关节疼痛、肿胀、"交锁征"。

3.膝关节功能障碍。

4.过伸（过屈）试验、麦氏试验、研磨试验阳性。

5.MRI、膝关节镜检查提示半月板损伤。

【分型分期】

1.分程度 可根据MRI检查结果分度。

（1）Ⅰ度 出现团片状、灶性球状或椭圆状信号增高影，未达关节面。

（2）Ⅱ度　出现水平线状高信号，可延伸至关节囊边缘，但未达关节面。

（3）Ⅲ度　表现为线性高信号，延伸到关节面。

2.分部位　指内侧或外侧半月板的前角、体部、后角、边缘部损伤。

3.分期

（1）急性期　指损伤早期，膝关节肿胀明显，疼痛，并有明显的渗出积液，关节穿刺有血性液体，关节屈伸障碍，麦氏征阳性。

（2）慢性期　损伤经治疗后肿痛减轻，活动时轻微疼痛，体征（麦氏试验等）可疑阳性，股四头肌萎缩。

【推拿治疗】急性期以解除关节交锁，减轻局部水肿为主。适当屈伸膝关节，放松膝关节周围肌群，解除患者因疼痛导致的肌肉保护性固定。过程中适当轻柔，如内侧关节间隙出现疼痛、交锁症状，可适当外展、内旋膝关节以增加内侧关节间隙，利于嵌顿的半月板复位。如外侧间隙疼痛伴出现交锁，考虑外侧半月板出现嵌顿，可适当内收、外旋膝关节以解除外侧半月板卡压；随后予轻柔拿捏手法配合擦法，放松股四头肌及腓肠肌、比目鱼肌等肌群。

迁延期以促进韧带肌肉力量，增强其对关节、半月板的保护功能为主。以拇指点按内外侧副韧带附着点、关节间隙，弹拨内侧关节间隙滑膜，改善半月板血供，增强韧带功能。

1.患者仰卧位，膝关节自然位（损伤急性期可能出现交锁征）。术者用擦法作用于其关节内外侧、股四头肌、股二头肌内外侧头，直至以上肌群放松，解除痉挛。

2.用轻柔手法屈伸膝关节，如遇关节保护性屈曲，应继续行放松手法后再次施行屈伸膝关节以解除半月板卡压，缓解交锁症状。

3.关节交锁解除后，用拇指轻揉内外关节间隙，重点作用于损伤部位，直至局部酸软。

4. 患者俯卧位。术者用揉法、拇指弹拨交替作用于腓肠肌、比目鱼肌。

5. 点按局部穴位，包括委中、委阳、合阳、承筋、承山、昆仑等穴。

（熊建尉　王　刚）

（四）髌骨软化症

髌骨的后侧面大部分由软骨覆盖，表面光滑，呈"V"形，与股骨髁间切迹关节面相对应，形成髌股关节。髌骨软化症又称髌骨软骨病、髌骨劳损，是髌股关节软骨由于损伤而引起的退行性病变。髌骨软化症患病率达 36.2%，尤以青年运动员及 30～40 岁的女性最为常见，发病率可高达 50%。

【诊断要点】

1. 髌骨后疼痛，活动时加重，下楼时加重。

2. 半蹲位膝部疼痛加重，髌骨研磨试验阳性，或有"软腿"或"假交锁征"现象。

3.X 线片见关节面变粗，骨皮质增厚。MRI 检查可见髌骨面软化表现，膝关节镜可看清髌骨软骨的改变。

以上只具备前 2 项即可诊断，兼有 3 项者可确诊。

【分期】

1. 急性期　急性起病，有关节滑囊炎，肿胀、疼痛剧烈，呈持续性，关节活动受限明显。

2. 迁延期　主要表现为髌骨后疼痛，活动加重，下楼、半蹲位膝部疼痛加重，休息时疼痛不明显。

【推拿治疗】

1. 患者仰卧位。术者用掌指关节揉其股四头肌、股二头肌肌腹及肌腱至局部发热、发酸，拇指弹拨肌腱止点。

2. 拇指与余指对拿、揉肌腱，点按股四头肌肌腱，拇指弹拨髌骨周围、股四头肌肌腱附着点和髌韧带。术者一手食指、中指用力将髌骨向膝关节内侧偏移，拇指固定股骨内侧髁，另一手拇指指腹按揉髌骨股骨面内侧。同法向相反方向操作。

3.拇指指腹按揉髌骨股骨面外侧，双手拇指指背抬顶髌骨、下缘扩大髌股关节间隙。双拇指指腹来回按揉股骨滑车，双手掌跟以内外关节间隙为中点，相向揉擦至局部发热。

4.点按梁丘、鹤顶、血海、膝眼、阳陵泉等穴位。

急性期不宜过多使用按揉擦等刺激性强手法，以免无菌性炎症加重。

（熊建尉 龙翔宇）

（五）髌下脂肪垫损伤

髌下脂肪垫损伤是由于膝关节过伸、旋转外力损伤或退变等原因，导致脂肪垫组织异常，引起膝关节前部疼痛、膝关节过伸痛甚为主要表现的一种疾病。本病多由急性外伤或慢性劳损所致，其主要病理变化是脂肪垫的无菌性炎症及组织变性，故又称为髌下脂肪垫炎。

【诊断要点】

1.膝前部疼痛，伸膝明显，下楼梯时加重。

2.膝眼处髌下脂肪垫压痛明显。

3.膝过伸试验阳性或伸膝挤压试验阳性。

4.MRI检查可提示脂肪垫组织增厚。

【分期】

1.急性期 急性起病，疼痛明显，伸膝痛甚，下楼梯困难，部分患者发生脂肪垫嵌顿。

2.迁延期 慢性疼痛，劳累加重，下楼梯明显，休息可以缓解。

【推拿治疗】

1.术者用掌指关节擦患者股四头肌、股二头肌肌腹及肌腱至局部发热、发酸，拇指弹拨肌腱止点。

2.拇指与余指对拿、揉肌腱，点按股四头肌肌腱，拇指弹拨髌骨周围、股四头肌肌腱附着点和髌韧带。

3.双拇指指腹作用于内外膝眼，余四指由关节后方向前方推移，产生反作用力。拇指由远侧向髌腱方向按揉膝眼。

膝部治疗手法
视频

4.急性期以解除嵌顿为主。患者平卧位。术者小幅度开始屈伸活动膝关节，以利于发生嵌顿的关节间隙部分脂肪垫归位。

（熊建尉　王　刚）

六、推拿疗法的禁忌证

推拿疗法源远流长。《素问·异法方宜论》云："中央者，其地平以湿，天地所以生万物也众，其民食杂而不劳，故其病多痿厥寒热，其治宜导引按跷。故导引按跷者，亦从中央出也。"经过千百年的发展，推拿疗法被证明是一种简、便、廉、效的疗法，在民间有着广泛的群众基础，临床上也有广泛的应用，且对多种疾病具有良好的疗效。推拿手法多样，用力方式各不相同，推拿施术者的用力、频率、作用部位、接触面积大小、深透性不同，由此产生的作用力也就不同。另外，受术者的体质差异性较大，其中肌肉丰厚程度、肌肉的应激性、骨连结的稳定性、韧带的功能状态不同，而手法的承受力就各异。如果施术者对手法的适应证、禁忌证没有熟练地掌握，盲目地应用推拿手法，就可能产生不良的后果。

目前，大部分相关的书籍谈到推拿疗法的禁忌证，讲的都是笼统的、整体的禁忌证，不能精准到某一类或某一个具体的手法，不能精准地指导推拿的临床操作，不能有效地规避推拿的不良反应和风险。在临床出现医疗纠纷时，笼统的禁忌描述会让施术者处于被动。不同个体差异很大，同是八十多岁的高龄老人，有的已经严重骨质疏松、多椎体压缩骨折，但有的还在参与体育运动，例如打篮球。不同手法产生的不良反应差异很大。例如摩法、揉法、拿法等，除非出现局部皮肤溃烂，否则对于任何患者来讲应该都是相对安全的。但是对于按法、掌击法和牵抖类手法，以及运动关节类的手法，其禁忌证就因人而异了，完全不一样。目前的教科书都认为骨质疏松症是推拿的禁忌证，但临床中推拿治疗骨质疏松引起的脊柱椎旁肌肉张力的改变和皮神经卡压所引起的疼痛疗效明显。

什么程度的患者能用什么样的推拿手法？这就需要考虑个体差异。因为手法类别、施术者的力度、受术者的体质和疾病的不同，其禁忌证也有所差异。笔者根据 30 年的临床经验，结合推拿手法标准化的研究，系统总结了各类手法的禁忌证，供临床参考。

（一）推拿禁忌证总括

1. 骨折或怀疑骨折的患者。

2. 开放性软组织损伤。

3. 某些感染性疾病，如骨髓炎、化脓性关节炎、脑脓肿、骨结核、丹毒、骨髓炎、化脓性关节炎等。

4. 急性传染病，如肝炎、肺结核等。

5. 各种出血病，如便血、尿血、外伤性出血等。

6. 各种急腹症，如急性腹膜炎、急性化脓性腹膜炎、急性阑尾炎。

7. 皮肤病、烧伤、烫伤或皮肤破溃患者的局部。

8. 肿瘤、骨折早期、截瘫初期。

9. 严重肺、心、肾、肝等脏器疾病及病情危重者，如心脏病、恶性肿瘤、脓毒血症等。

10. 妇女妊娠期的腰骶部、臀部、腹部。

11. 女性在经期不宜用或慎用推拿疗法。

12. 年老体弱、久病体虚、过度疲劳、过饥过饱、醉酒之后禁用或慎用推拿疗法。

13. 严重精神病且无法与医生沟通的患者。

（二）各类手法的禁忌证

1.脊柱用力为主的手法

（1）拇指按压弹拨法、拇指腹推法、按法禁忌证。

①疾病的急性期：如急性脊柱损伤、急性软组织损伤，急性疾病伴有软组织出血、肿胀者等。

②脊柱疾病伴有脊髓损伤症状者。

③骨折、骨关节结核、骨关节或软组织肿瘤、重度骨质疏松伴病理性骨折等。

（2）拿揉法禁忌证 下肢静脉血栓或者斑块形成者。

（3）推法禁忌证 脊柱失稳伴有椎体破坏者。

2.前臂用力为主的手法

振法禁忌证

①胃、十二指肠等急性穿孔，各种出血性疾病。

②各种感染性化脓性消化内科疾病。

③腹主动脉瘤。

④不明原因的急性腹痛。

3.腕关节用力为主的手法

（1）叩法禁忌证 颅内压增高引起的头痛，如脑出血、脑肿瘤等所致。

（2）拍法禁忌证

①有严重骨质疏松、椎体骨折和脊柱畸形失稳者。

②有深静脉血栓和下肢动静脉斑块者。

③合并其他有出血倾向的内科疾病，如腹主动脉瘤、主动脉夹层等。

4.综合类手法

（1）摇法禁忌证

①颈部血管不稳定斑块形成（颈部）。

②重度骨质疏松。

③头晕剧烈和颈部血管斑块形成者。

④肩部疼痛剧烈伴有肩部不稳者。

⑤股骨头坏死 3 期及以上，髋部功能异常者。

⑥髋、膝关节退变严重，关节间隙明显改变合并关节不稳或游离体。

（2）牵抖法禁忌证

①重度骨质疏松。

②下肢深静脉血栓和动静脉斑块形成者。

③髋、膝关节退变严重，关节间隙明显改变，关节不稳，关节内有游离体，明显关节畸形。

（3）腰部大推拿禁忌证

①腰椎失稳、腰椎滑脱。

②重度骨质疏松、椎体压缩性骨折。

（4）各种扳法禁忌证　椎体或者关节失稳、脱位、骨折、感染及椎体破坏者。

（三）手法应用注意事项

1. 操作者要熟练掌握推拿手法的要领、操作步骤和注意事项及禁忌证，在有把握的情况下方可对患者进行推拿治疗。

2. 充分告知患者手法的作用和操作注意事项，取得患者的配合，让患者充分放松。

3. 根据手法的要求选取合适体位，可采用俯卧、仰卧、侧卧、站立位、坐位等。

4. 施术者选择好合适的位置、步态、姿势，以有利于发力和持久操作，并避免自身劳损为宜。

5. 施术者应根据患者的疾病、体质和耐受度，适当而实时地调整手法的类别和力度，以患者能耐受为度。避免因手法不熟练和粗暴等而出现患者皮肤破损、皮下出血,甚至出现骨折等不良反应。

6.对于一些力度较重的手法、扳法和摇动类手法,要严格把握适应证和禁忌证,确保推拿手法的安全。

主要参考书目

1. 赵毅，王诗忠.推拿手法学.上海：上海科学技术出版社，2012.

2. 王之虹，于天源.推拿学.北京：中国中医药出版社，2012.

3. 吕立江.推拿功法学.北京：中国中医药出版社，2016.

4. Luigi Stecco Carta Stecco 著.关玲，译.筋膜手法：实践操作.北京：人民卫生出版社，2018.

5.［美］肯尼思·奥尔森著.岳寿伟，张杨，译.脊柱手法治疗学.北京：科学出版社，2018.

6. 张俐.中医正骨学.北京：中国中医药出版社，2016.

7. 高泉阳，鲍铁周，郭珈宜.平乐正骨手法学.北京：中国中医药出版社，2019.

8. 宁志杰，孙磊，李长勤.骨科临床检查诊断学.第 2 版.北京：人民军医出版社，2013.

9. 王和鸣.骨伤科基础学.北京：北京科学技术出版社，2010.

10. 胥少汀，葛宝丰，徐印坎.实用骨科学.第 4 版.北京：人民军医出版社，2012.

11. 邵水金.正常人体解剖学.北京：中国中医药出版社，2012.

12. 龙翔宇.骨伤疼痛分期诊疗学.北京：中国中医药出版社，2017.